自力で脊柱管狭窄症を改善させる運動

監修
アスカ鍼灸治療院院長
福辻鋭記

辰巳出版

はじめに

以前は腰痛や足のしびれを感じて整形外科にかかると、十把ひとからげで「坐骨神経痛」「腰痛症と」診察されるという時代がありました。しかし医療の発達に伴い、ＣＴスキャンやＭＲＩ検査などといった画像診断技術が飛躍的に進歩し、近年では腰痛を引き起こす原因がより詳細にわかって特定されるようになってきました。こうした時代背景も伴って、整形外科で脊柱管狭窄症や椎間板ヘルニアと診断され、「どうしたらいいか」と具体的症例を持って治療院に相談に訪れる患者も増えています。

本書で取り扱う脊柱管狭窄症とは、首のあたりからお尻にかけて伸びている背骨を包む脊柱管という部位の異常により、神経が圧迫され、腰痛や足のしびれが引き起こされるという疾患です。その多くは中高年、特に50歳を過ぎたあたりから症状があらわれはじめ、60代、70代になってくると「痛みとつき合っていく日々があたり前」という患者さんも少なくありません。

脊柱管を狭くしてしまう一因に加齢があるのはもはや医学的見地からも明らかですが、高齢患者の中には脊柱管の狭窄が見られるものの、痛みやしびれがないという人もいます。

脊柱管狭窄症の症状がどのように出てくるか？　これは筋肉の状態に左右されます。特に背中腰足にかけての筋肉がやわらかいか否かによって、症状が出てくるかどうかの命運が分かれてくるのです。

結論からいえば筋肉が硬い人ほど症状が強くあらわれ、筋肉が柔軟な人は症状が強くない、もしくは、症状が出ないという傾向があります。このことから脊柱管狭窄症に対して、筋肉をほぐしてやわらかくすることが有効な対処法であることもわかるのです。

筋肉をやわらかくするために最適な運動は、誰もが知っている「ストレッチ」にほかなりません。ストレッチといっても、脊柱管狭窄症の症状にフォーカスし、ストレッチがどのようなものかを知ったうえで行うことが必要です。

ストレッチをしたくない人の多くにその効果を信用していない人が少なくありません。しかし年齢を問わずストレッチの効果は誰にでもあらわれます。家事はおろか日常生活を送るにも不便しているような腰痛患者が、ストレッチを続けることで見違えるほどに回復するということもよくある話なのです。

本書では脊柱管狭窄症だけでなく、腰痛全般で効果の高いストレッチのやり方や、筋肉の鍛え方、ケアの仕方などを写真や図解を多用しながら解説しています。また、痛みの出にくいような生活習慣や東洋医学の観点からの知識をふんだんに紹介しています。本書を手にした人の中には、脊柱管狭窄症という症例を聞くたびに気落ちしてしまう人がいるかもしれませんが、ここで紹介するさまざまなケアを試していただき、痛みやしびれのない生活を取り戻していただけることを願っています。

アスカ鍼灸治療院　院長

福辻鋭記

Part 1

脊柱管狭窄症の知識

Part 2 痛みやしびれを手遅れにさせない!
脊柱管狭窄症で後悔しないための対策法

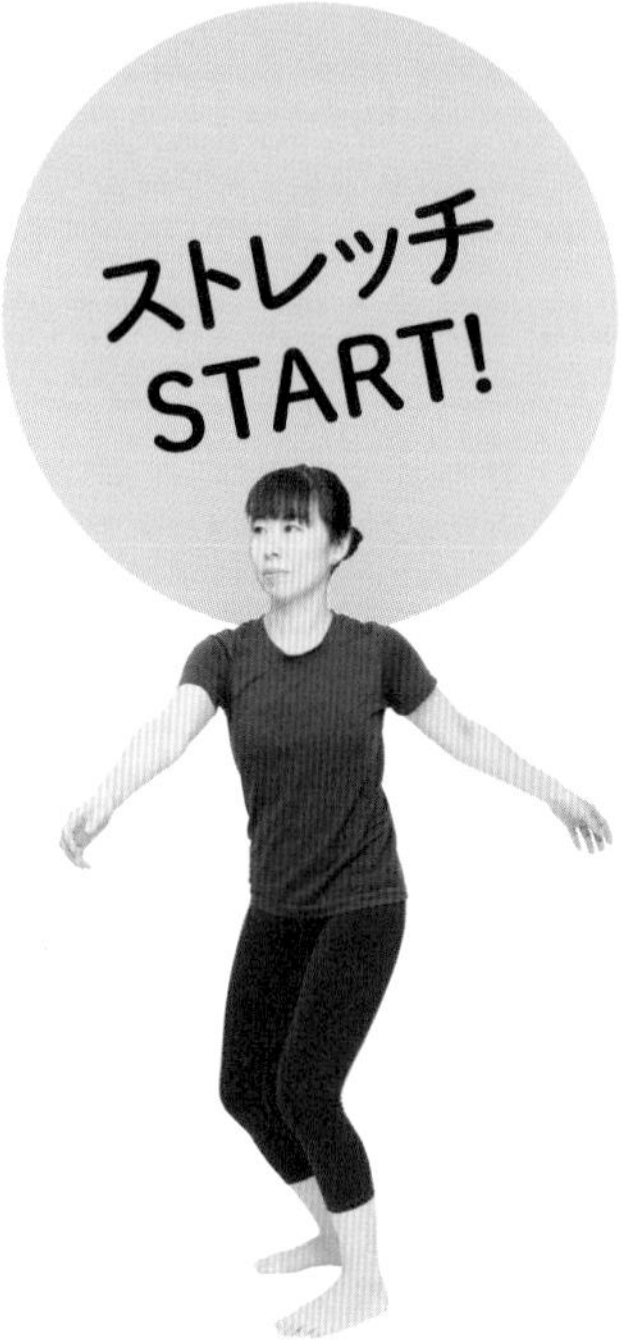
ストレッチ
START!

Part 1

脊柱管狭窄症の知識

症状
CHECK!

あてはまる症状があれば、脊柱管狭窄症かも!?

下半身に痛みや違和感がある……
もしそう感じたら、脊柱管狭窄症かもしれません。
まずは日常の体の様子をチェックしてみましょう。

- □ 天気が悪いとしびれが強くなる
- □ 夕方になると痛みが出る箇所がある
- □ かつて腰に負担がかかる仕事をしていた
- □ 椎間板ヘルニアの経験がある
- □ うまく足首を動かすことができない
- □ 50歳過ぎから腰痛が目立つようになった
- □ 太りはじめて腰痛が強くなった
- □ 排泄のときに腰やお尻あたりに不快感がある

特に、こんな症状は目立っていませんか?

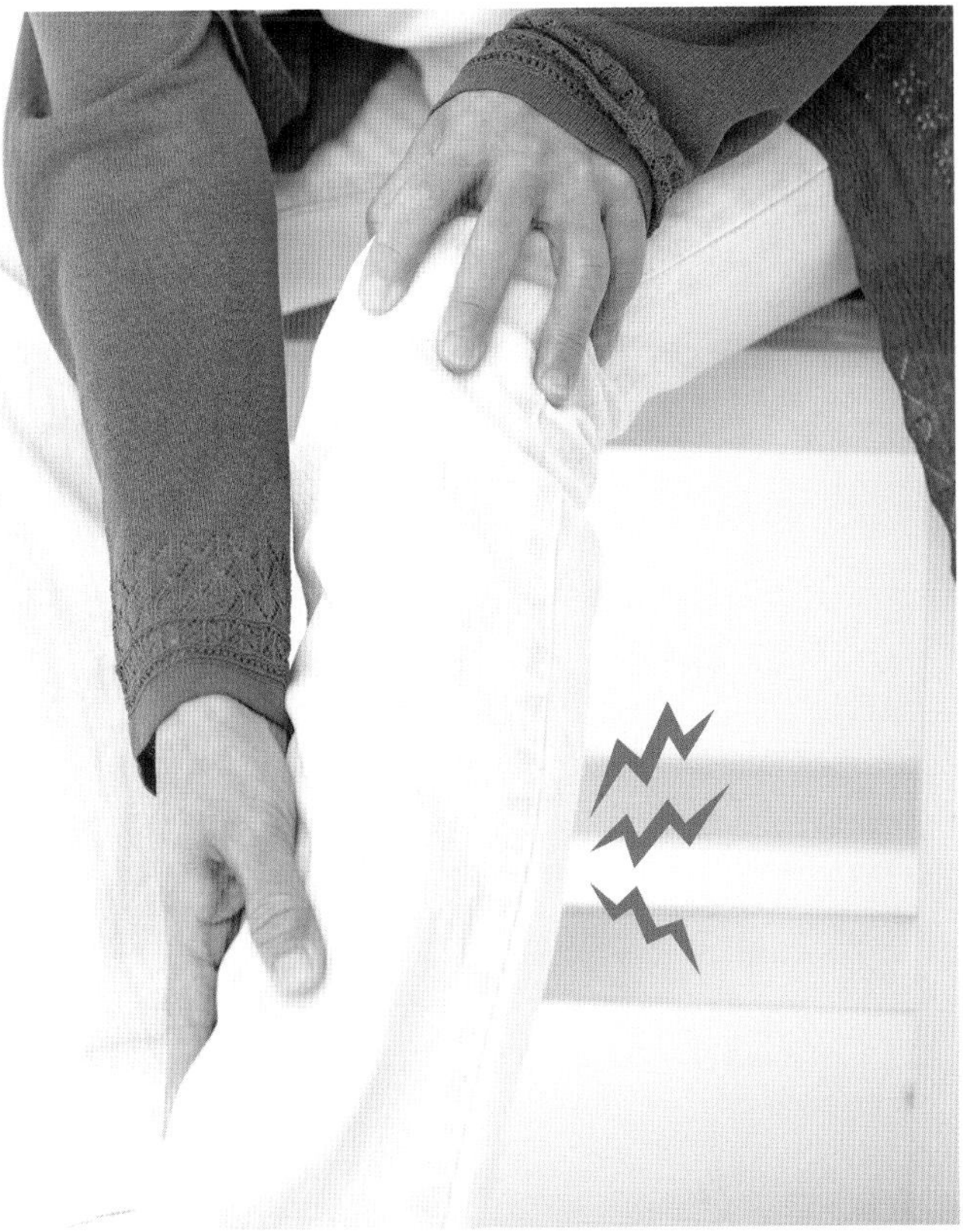

足全体、足の裏にかけてしびれが走る

両足でも片足でも、腰からお尻、また下半身全体や足の裏にかけてしびれがありませんか？　しびれの度合いは日によって変わることもありますが、すぐにしびれが治まったとしても、慢性化する可能性があります。

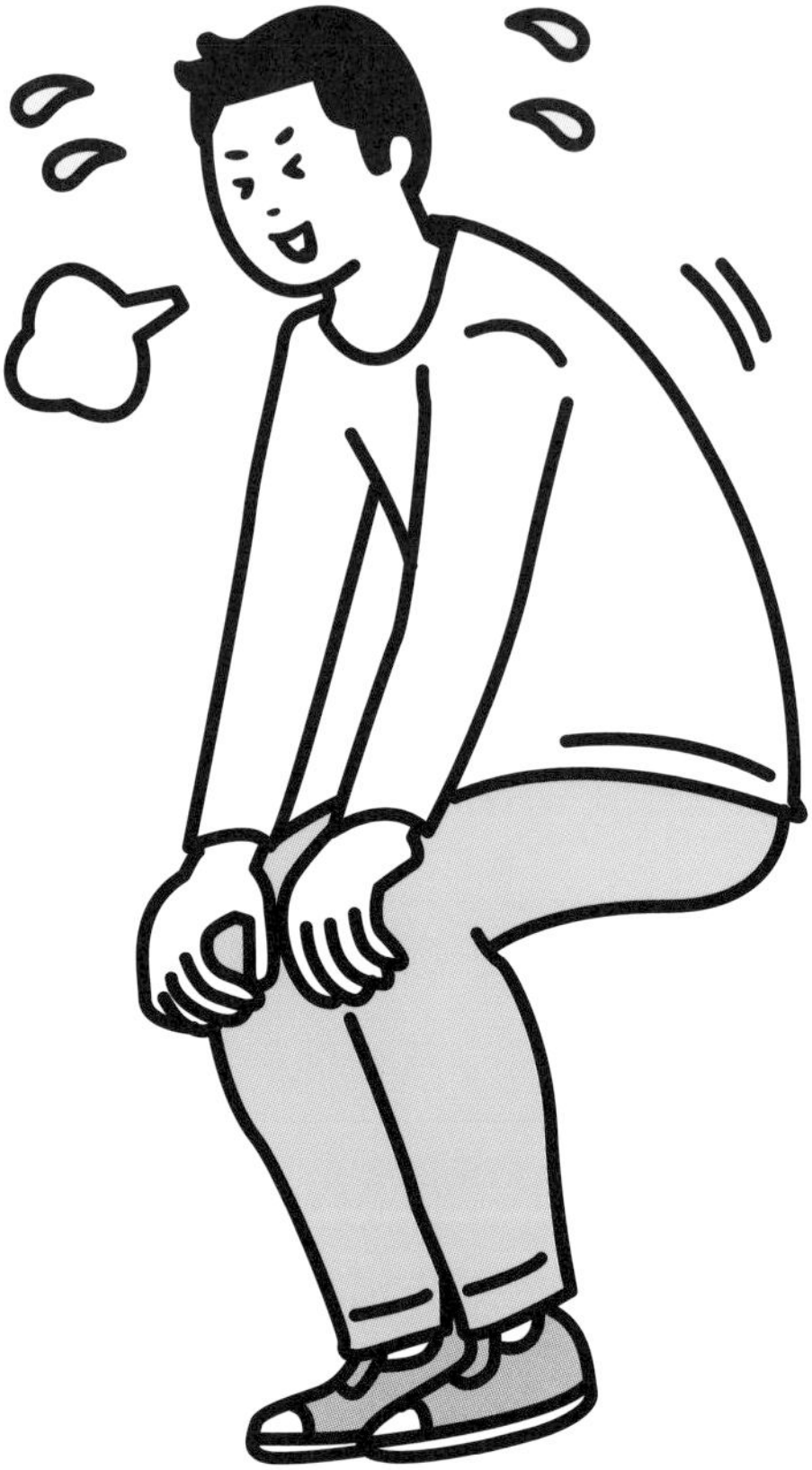

長い時間
歩き続けられない

最初は調子よく歩いていても、ほどなく足に痛みやだるさが出て、歩きにくくなってきませんか？　しゃがんだり、座ったりして休憩すると楽になり、また歩ける……それは疲れではなく、脊柱管狭窄症のサインかも。

背中をそると
痛みを感じやすい

前かがみになったほうが楽だったり、歩きより自転車のほうが腰に違和感がなかったりしませんか？　また姿勢によって不快感が違っていたり、痛みやしびれで夜中に目が覚めることがあれば注意が必要です。

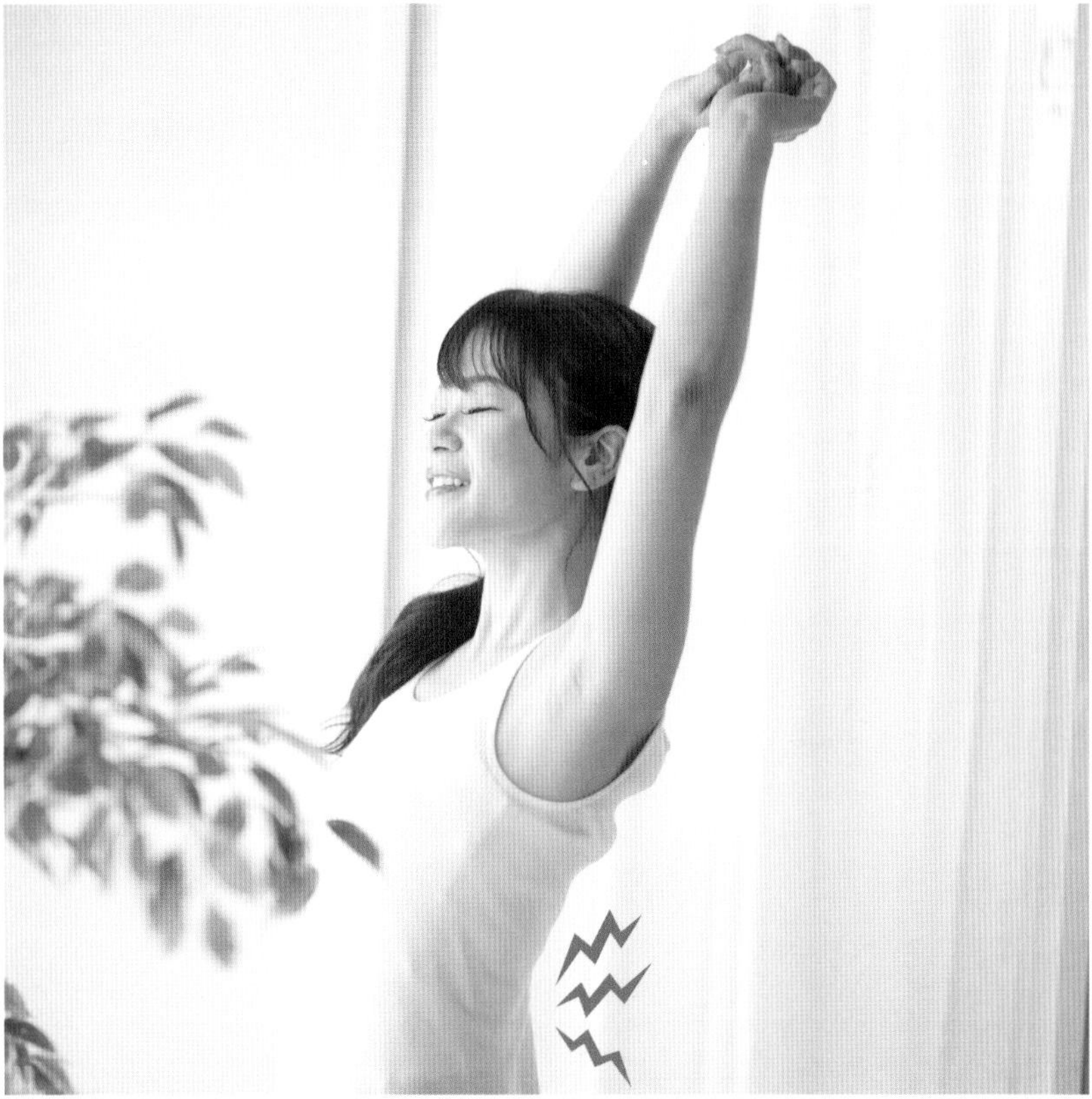

腰痛といっても症状は人それぞれ痛みの原因を特定するのは難しい

腰痛患者さん同士で「ここが痛い」「あそこが痛い」という話になったとき、人によって症状や痛みの箇所が違うことがよくあります。「腰痛あるある」ですが、背中に痛みを感じる人がいれば、主に腰から足にかけて痛いという人もいます。また、立つことすらできないほど激しく痛む人もいれば、ぼんやりとだるさを感じたり、なんとなく不快だという症状の人もいます。

実は腰痛といっても多種多様で、痛む場所も症状も人によって異なるもの。ですから「こうすれば腰痛は治る」と一概にいえな

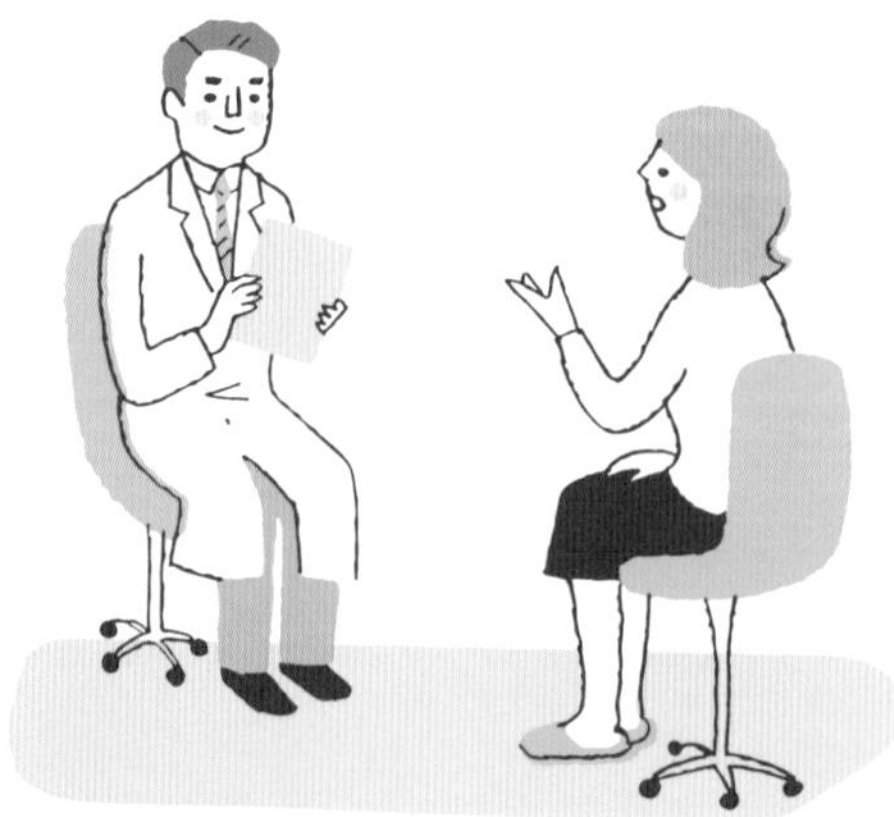

いのが腰痛のやっかいなところなのです。

腰痛は、病院の診療で原因がわかるものと、わからないものに分けられます。８割以上の腰痛の原因を特定することはできないという説もあります。例えば、脊柱管狭窄症や椎間板ヘルニアはレントゲン写真を見ると対象部位を目で確認できます。一方、筋肉のトラブルであるぎっくり腰などは、レントゲンには写りません。痛みの原因が血行不良なのか加齢によって出てきた関節の変化によるのか、または別の原因なのかわからないことも多いのです。さらに原因は１つではなく、いくつかの要因が混ざっていることもあるのです。

痛みの出やすい場所

- 背中全体
- 腰近辺
- お尻の上部
- お尻の中心部や脇、腰から足にかけて全般

など

よく見られる痛みの度合い

- しびれるような痛み
- 突き刺すような激しい痛み
- ぼんやりと鈍い痛み
- 重くてだるい感じ

代表的な腰痛の原因

- 脊柱管狭窄症
- 椎間板ヘルニア
- 腰椎分離症・すべり症
- 仙腸関節の異常
- 内臓全般の不調
- 全身の血行不良

痛みが出る要因は筋肉の硬化
放っておくと骨までゆがむことに！

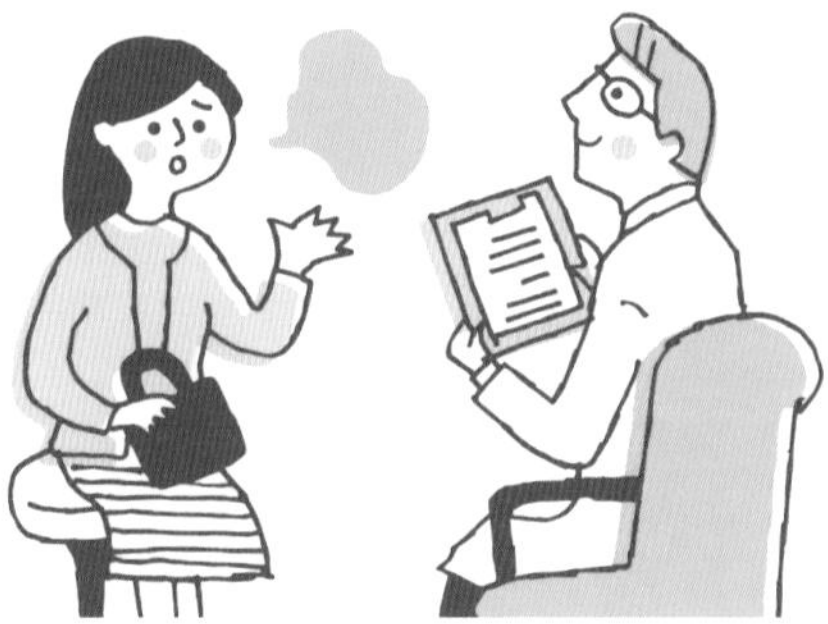

医学的に原因が特定できない腰痛は、非特異的腰痛（原因不明の腰痛）と呼ばれています。一方、脊柱管狭窄症のように、原因がはっきりしている腰痛は特異的腰痛と呼ばれています。非特異的腰痛と特異的腰痛（全体の約2割程度）の違いは、痛みの原因がはっきりしているかどうか。

痛みが出てくる原因はさまざまですが、直接的には腰椎のまわりの筋肉が硬くなることで痛みが生じると考えられています。筋肉は従来やわらかく、適度に弾力があるのですが、それが硬くなってしまうと、いわゆる凝りになります。この凝りこそが、血管や神経を圧迫し、血行不良やしびれ、痛みを誘発する原因になってしまいます。

ゴルゴリと硬くなってしまった筋肉を指でほぐそうとしたとき、あまりの硬さに指が弾かれるような感覚があると要注意。部分的な硬化状態が続くと、体は本能的に、痛みが出る部位（硬くなる部位）をかばい、ほかの筋肉に無理を強いてしまいます。すると、負荷のかかる別の部位に凝りが生まれ、全身あちこちが凝りだらけになるという負の連鎖になりかねません。そうすると、筋肉に引っ張られて、やがては骨格のゆがみにつながるのです。

手っ取り早く筋肉をほぐすには？

痛みの緩和のため、整形外科に通院した際、レントゲンで目立った異常がなければ、消炎鎮痛剤や貼り薬を処方されるはずです。痛みがゆるやかになると、干渉波、低周波治療器、赤外線治療なども行われます。しかし、それでもなかなか痛みが治らないときは、接骨院や鍼灸院で筋肉の凝りをほぐしてもらうと、ずいぶん楽になります。

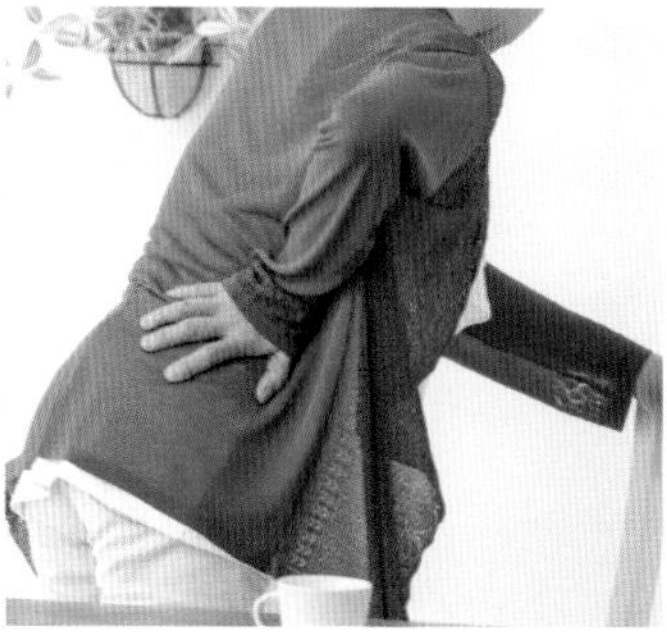

骨盤のずれ、腰椎、胸椎、頚椎のゆがみなど、筋肉からくる負荷によって姿勢が悪くなり、また新たな痛みが生まれるという悪循環も

痛い部位に原因があるとは限らない 痛みは神経を伝って違う部位にも出る

一般的に、腰痛といえば腰の周辺に痛みを感じている症状のことを指します。ところが、腰以外の部分、場合によっては下半身にあらわれる痛みやしびれの原因も、腰が原因となっているケースがあるのです。

足にしびれや不快感がある場合、西洋医学的には、足のどこかに異常があると考え、足のみを調べることがよくあります。一方、東洋医学では、足にしびれがあるときでも、足だけに原因を見ず、全身のどこかの不調が足にあらわれている可能性があると考えるのです。

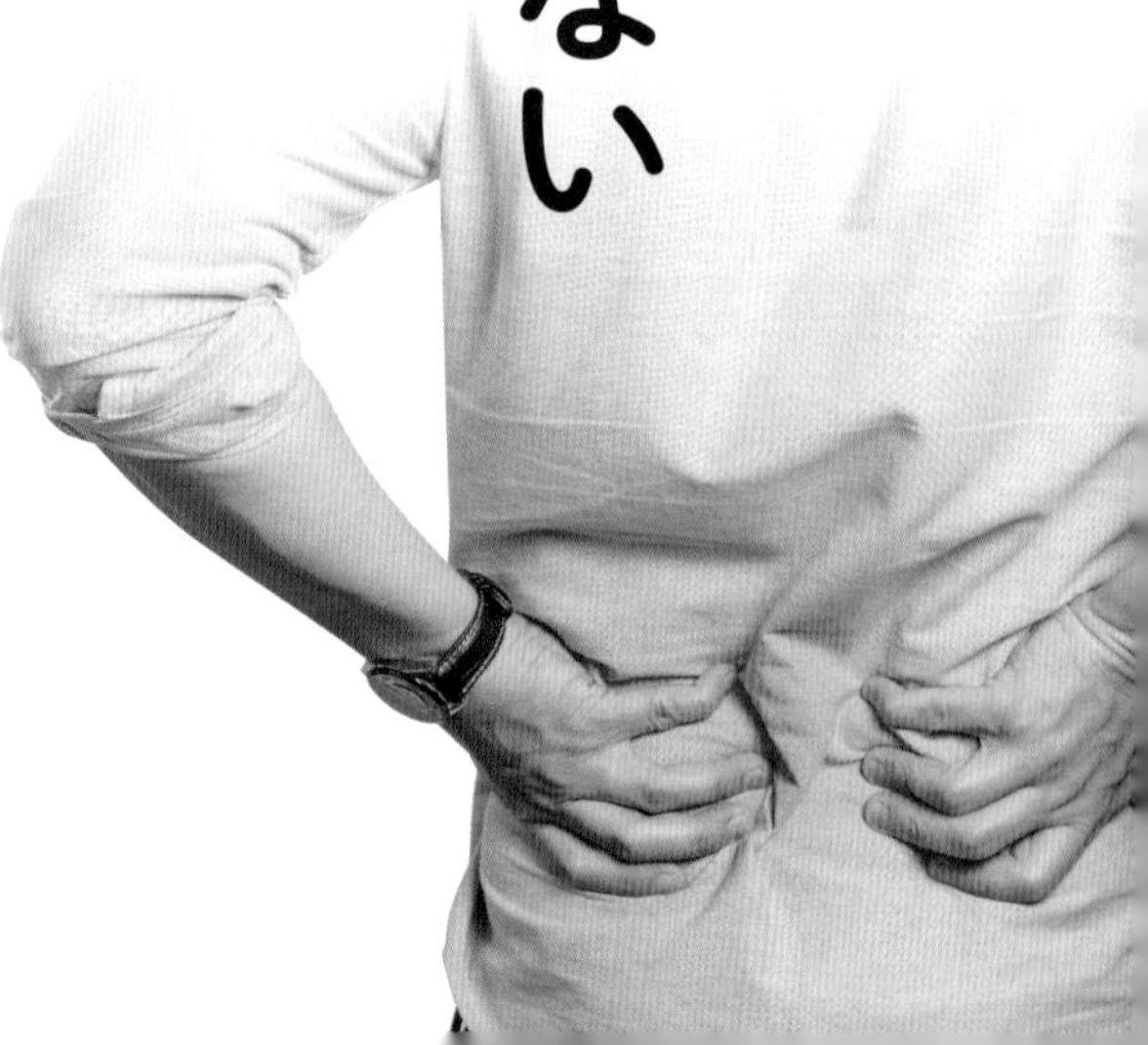

ある部位の不調が別の部位にあらわれることがあるのは、神経という伝達回路を伝って、痛みの信号が別の部位に伝わり、不調となって出てくるから。特に腰は神経が集中している部位であり、身体を支える脊柱管の中には脊髄神経という重要な神経が通っています。脊髄神経は全身をコントロールする中枢神経なので、ここから伝わる異変情報は末梢神経を経て全身の各部位に伝わってしまいます。つまり脊髄神経に圧力が加わることで、腰以外の部位にも痛みやしびれが発生し、その部位だけを治療しようとしてもなかなか効果が望めないこともあるのです。

腰痛が長期化してしまう理由の多くは、痛みが出ている部位のみをケアしてしまい、痛みの元となる部位をケアできていないからでもあるのです。

したがって、西洋医学で痛みが出ている部位を検査して、目立った異常がなく様子見になったとしても、セカンドオピニオンとして全身を対象に不調の原因を探る東洋医学の診療を受けておくことで、早期段階で痛みを取り除くことも可能になります。

西洋医学と東洋医学のどちらがよいか悪いかということではなく、西洋医学は全身を部位(パーツ)の集合体としてとらえているのに対し、東洋医学は全体で1つの人体としてとらえている違いを理解できると、適切な診療の仕方も変わってくるでしょう。

痛みが出てきたらまずはどうする?
筋肉をほぐし、血行をよくするのが第一

足に鈍いしびれや不快感が出てきて歩きにくくなったとき、しゃがんだ態勢で少し休憩すると、また歩きやすくなる……こんな経験をした方も少なくないでしょう。

歩きにくくなる理由は、足の血液量が不足し筋肉を動かすための栄養分が行き届かなくなると同時に、老廃物がたまってしまうから(間歇跛行《かんけつはこう》)。なぜ、しゃがむだけで歩きやすくなるのか。理由は、腰周辺の筋肉がほぐれ、血行がよくなるからです。

腰または下半身に痛みがあらわれたとき、第一に考えるべきは、なるべく筋肉の中で血流を促すことです。心臓は全身に血液を送るポンプとしての役割を担っていますが、筋肉も細部へと血液を流すためのポンプとして機能しているのです。筋肉が硬ければポンプの性能は低下し、やわらかくなればなるほどスムーズな血液循環を促してくれ

るのです。痛みを取り除くためには常に筋肉を、やわらかくほぐれた状態で維持していくことが重要になってきます。同時に、この状態を維持することが腰痛予防にもなってきます。

筋肉をほぐすために、治療院や鍼灸院に通うこともできますが、自宅でストレッチやセルフマッサージをするだけでも十分な効果を得られます。ストレッチやマッサージの方法については、パート2以降で詳しく解説していきます。

なお、痛みに対処する方法として整形外科で手術をすることも考えられます。確かに手術をすれば症状は劇的に改善することが多いのですが、その裏で、約8割が再発し、再手術を受けるともいわれています。

なぜならば、手術後に以前と同じような姿勢をとり続けていたり、生活習慣を続けてしまうことが多く、脊柱管狭窄症のように、いずれまた腰椎に狭窄が見られると再び手術をするという繰り返しになってしまいやすいのです。

手術自体で痛みが取れることは間違いないのですが、痛みを取り除くとともに、日々のケアや生活習慣を変えていくようにしなければ、ひどい場合は何度も手術を受け続けるということになってしまうのです。まずは保存療法として東洋医学での治療を試みてからでも、手術は遅くはありません。

脊柱管狭窄症とはどんな病気？
誰でも可能性がある背骨の異常

脊柱管狭窄症は、一言でいえば、背骨の中を通る脊髄が圧迫されることで、痛みやしびれを発生させるという病気です。

30代から腰痛を訴える人が急増しており、特に中高年以降の人に増えていることがわかっています。ずっと立っていたり、ずっと座っていたりすると痛みやしびれを感じ、長時間歩けなくなるほか、背中をそったりする姿勢をとるごとに痛みを感じてしまうので、日常的にこの痛みからストレスをためやすくなってしまいます。

脊柱管狭窄症は、読んで字のごとく、脊柱管が狭窄な状態になる病気です。脊柱管の脊柱とは背骨のこと。背骨は、24個の椎骨という骨が一つ一つブロックのように積み重なってできています。その椎骨は、首から腰にかけて7個の頚椎、12個の胸椎、5個の腰椎、そして仙骨、尾骨という部位に分けられます。この骨を通り抜けるようにできている空洞が脊柱管。この中を脊髄という太い神経が通っています。

椎骨と椎骨の間には椎間板という椎骨同士の摩擦やずれを防ぐクッションの役割を持った器官がありますが、椎間板がつぶれて外に飛び出してしまったり、間接や椎骨との間に骨棘というとげのようなものが挟まり、椎骨がずれて並んでしまうことがあります。このとき、ずれによって脊柱管が狭くなってしまい、中を通る脊髄や馬尾神経、神経根を圧迫してしまいます。この圧迫が、痛みやしびれになってきてしまうのです。

中高年は、骨や軟骨、靱帯などが老化してしまうので、対策をしないと脊柱管狭窄症になりやすいのです。

正常な脊柱管

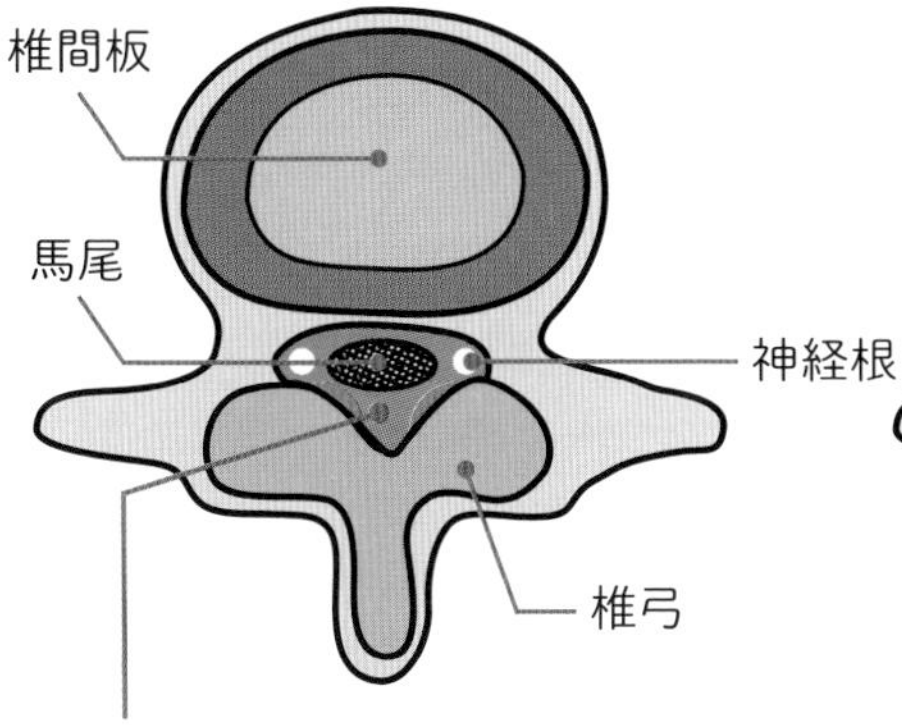

正常な脊柱管の状態であれば、馬尾神経や神経根が、負荷なく脊柱管内に収まっている

狭くなった脊柱管

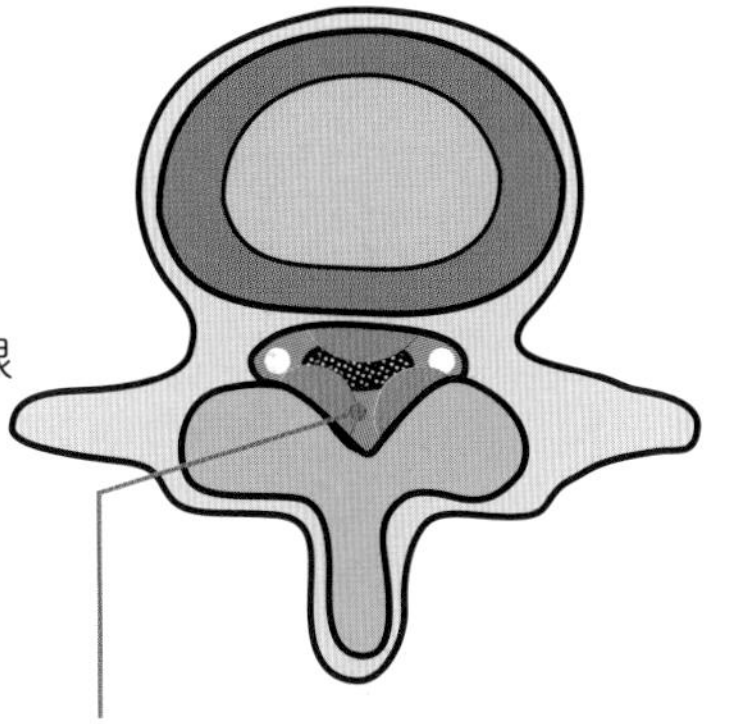

脊柱管が狭くなり神経が圧迫された状態。圧迫の度合いが強くなると痛みやしびれが増したり慢性的になる

脊柱管狭窄症に排泄機能の不調が影響

骨の異変によって出てくる二次的な問題も

脊柱管狭窄症が原因となっている腰痛では、前かがみの体勢よりも、後ろにそり返ったときのほうが強く痛むという特徴があります。後ろにそり返ることによって脊柱管が狭くなり圧迫されやすく、反対に前かがみになることで脊柱管が広がって圧迫がゆるむため、そり腰のほうが痛みを伴いやすいのです。

脊柱管狭窄症では、痛みも程度によって異なり、明確な痛みやしびれを伴うこともあれば、ぼんやりとしたしびれもあります。ここでいうしびれとは、ピリピリと弱電流が走ったような感覚がある状態です。

慢性化してくると、足の痛みやしびれだ

けではなく、股間やお尻の周辺に違和感や痛み、しびれが広がっていきます。これがさらに下半身に広がっていくことによって、頻尿、残尿、会陰部の違和感、便秘など、排泄機能にまで障害が出る場合もあるのです。これは脊柱管を通る脊髄神経や馬尾神経が膀胱や直腸に影響し合うためです。

なお、老化によって出てくる骨の問題は、脊柱だけが対象ではありません。骨密度も老化に伴って減少していきやすくなります。脊柱管狭窄症の初期段階では、長時間しびれが継続せず、しばらく待っていると治りますが、慢性化してくると、つま先立ちができなくなったり、足の感覚が異なるために、転倒しやすくなってきます。すると、ちょっとした段差でもつまずきやすくなるというケガの原因になります。骨密度の低下によってもっとも骨折しやすいのが背骨で、転倒などをしなくても、荷物を持ち上げたり、尻餅をついたりするなど日常のちょっとした動作でも簡単に背骨がつぶれてしまうことがあるのです(圧迫骨折)。

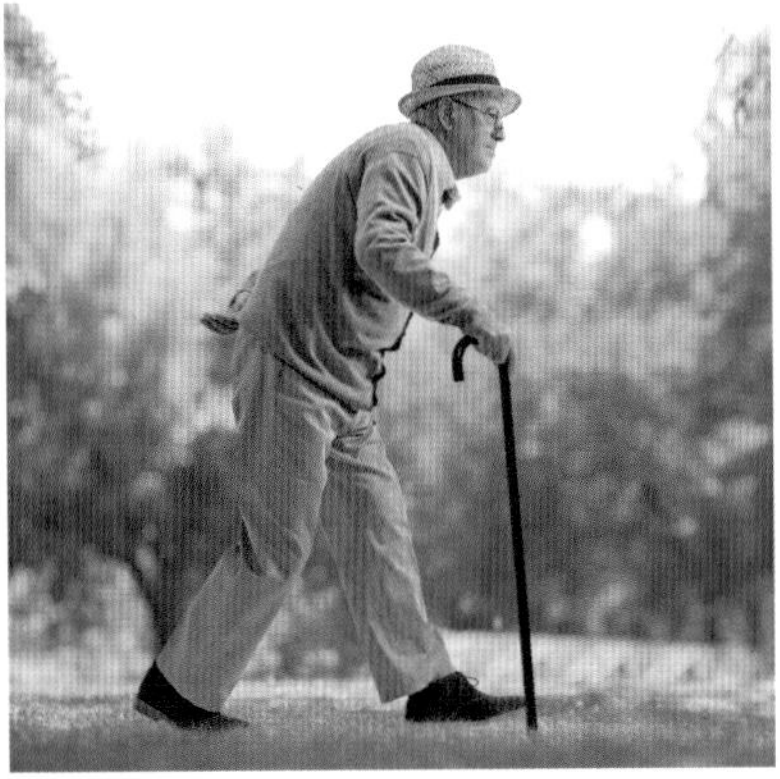
自転車に乗ると、自然に前かがみの状態になるので、楽になる。歩くときも、杖やカートを押す態勢は、自然に前かがみになるので、普通に歩くよりも痛みが出にくい

代表的な症例・間欠跛行《かんけつはこう》になると長時間歩けなくなり気持ちも沈みがちに

脊柱管狭窄症のもっとも代表的な症状が間欠跛行です。間欠跛行とは、次のような症状です。

●歩いていると足が重だるく感じてしまう
●歩くことで腰から足にかけての全般に痛みやしびれが起こる
●歩く中でだんだんとふくらはぎに張りが生じる
●ついには歩けなくなってしまう

しかし、前かがみになってしばらく休むと症状は治まり、また歩けるようになります。以前は外を出歩くことが気持ちよかったのに、最近では歩いているととにかく憂鬱になる……。こうした心理から、足の不調を恐れるあまり外出をしたがらなくなり、ロコモティブシンドローム（運動機能の低下が原因で精神的に悪影響を及ぼし寝たきりになる可能性の高い状態）まで至ってしまうこともあるのです。

間欠跛行を放置し、症状が悪化してしまうと一度に歩ける距離が短くなっていき、日常的に移動時間が長くなってしまったり、不便を感じてしまうことにもなりかねません。人によっては、健常な状態であれば最寄り駅から5～6分程度の距離なのに、間欠跛行になってからは30分もかかってしまうこともあるのです。

間欠跛行は神経や血管の圧迫によるものが原因であることは間違いありませんが、脊柱管狭窄症だけでなく、閉塞性動脈硬化症や糖尿病で起こる神経障害によって引き起こされる可能性もあります。したがって、症状が出てきたときには、自分自身で症例を判断することなく病院に行って正しい症例を知る必要があるでしょう。

間欠跛行の悪循環

外を歩くのがおっくうになる

↓

家に閉じこもりがちになる

↓

運動をしないので、血行が改善されない

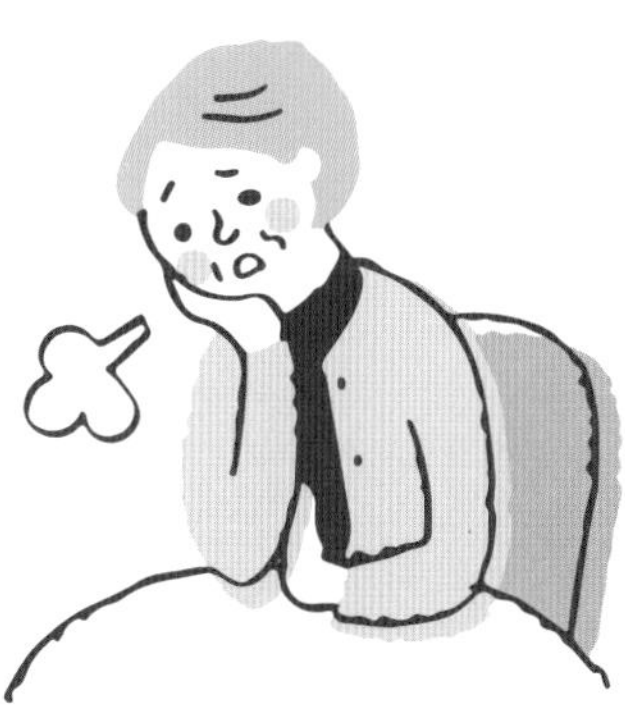

脊柱管狭窄症になりやすい人の特徴は姿勢がよくない人と体を冷やしやすい人

脊柱管狭窄症になりやすい人には、大きく分けて2つの共通項があります。

第一に、普段から姿勢がよくない人。正しい姿勢を意識しようとしても、パソコンに向かっていたり、本を読んだりしているときには、どうしても背中が丸くなりがちです。無意識でとっている姿勢が生活習慣化してしまうと、体のゆがみを招きやすくなります。座っているときだけでなく、歩くときも要注意。例えば、楽な体勢で歩こうと足を引きずってしまったり、座っているときに足を組んだりと、日常的に姿勢が崩れてしまうことがよくあります。こうした姿勢の崩れが長時間続くと、本来の姿勢ではない状態で筋肉が凝り固まってしまいます。

また、自律神経(交感神経と副交感神経)のバランスが崩れるという危険も。夜寝るときなど、本来休むべき時間に体がリラックスできず、筋肉が絶えず収縮を繰り返し、神経を圧迫しやすくなります。

第二に、体を冷やしやすい環境にある人も、筋肉が硬くなりがちに。夏場にエアコンで部屋を冷やしすぎたり、冬にお風呂で体を温めた後、寒い部屋に居続けたりすると、筋肉への悪影響が懸念されます。

腰痛を抱えていると、お風呂などで体を温めることにより、楽になるという声もあります。しかし、楽になっているのは、一時的に血行がよくなっているときだけ。体が冷えはじめて筋肉が収縮すると、血行が悪くなり、痛みが増してしまいます。

つまり、脊柱管狭窄症になりやすい人の特徴は、おおむね崩れた姿勢を長時間続けていること、また冷えやすい環境にいる人だといえるのです。

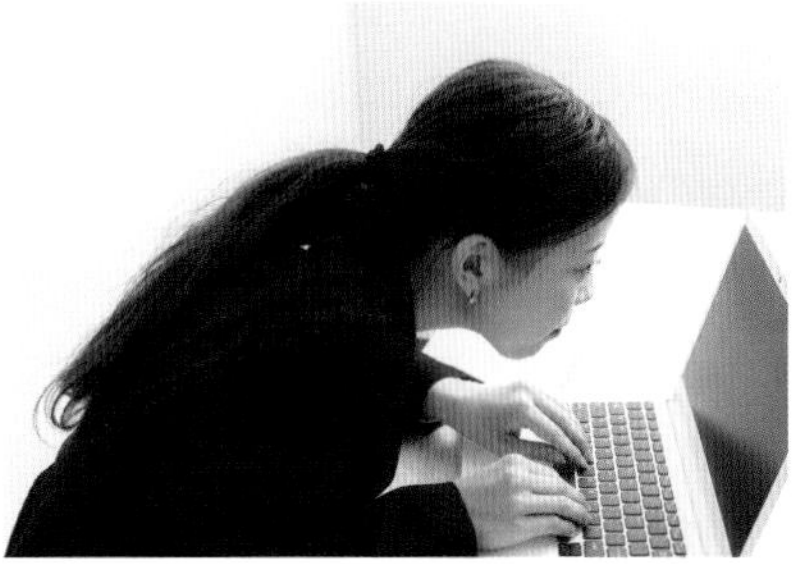

パソコン作業のほか、車の運転、電車での着座など、猫背になりやすいときには要注意です

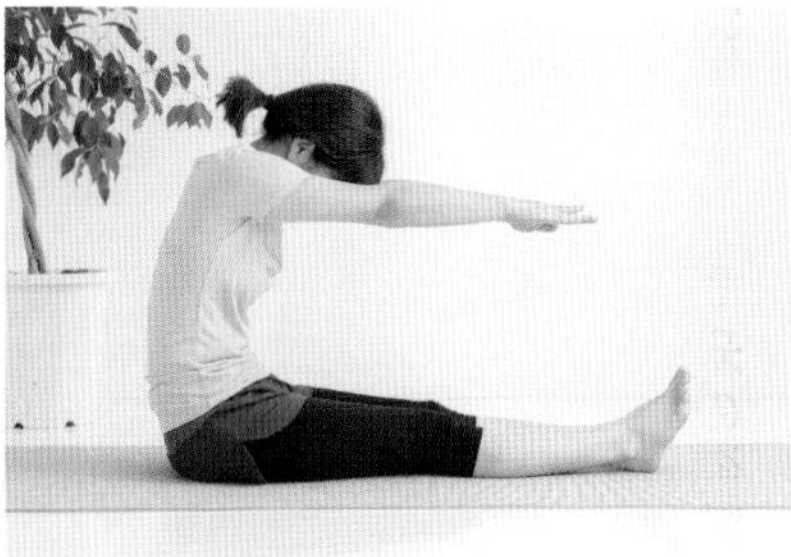

マッサージで筋肉をほぐすだけでなく、日頃から柔軟性を保つストレッチを導入しましょう

神経の通り道に弊害がでる！

神経根型・馬尾型・混合型の3種の症例

脊柱管狭窄症は、主に３つのタイプに分類できます。つまり圧迫される神経の部分によって症状のあらわれ方が異なってくるのです。

【神経根型】

３つのタイプの中でももっとも多いのが神経根型。神経根とは、脊髄から延び、お尻のあたりから左右に枝分かれしていく馬尾神経に連なる神経です。脊柱管が狭まることによって左右一対ずつある神経根のどちらかがが圧迫されてしまうのです。神経根型になりやすいのは長時間立ち続けたり、歩き続けたりしている人。具体的な症状は、下半身、特に片方の足に強いしびれがあらわれることです。神経根型は脊柱管狭窄症の方でももっとも多いタイプと考えられています。

【馬尾型】

次に馬尾型。これは神経根型のようにどちらか片方の足にだけ症状が出るのではなく、お尻のあたりから両足にかけて広く症状があわわれるものです。痛みというよりしびれのほうが強く、しびれる場所は、お尻、太ももの外側、ふくらはぎの外側、足の後ろ、すね、甲、足裏など広範囲に渡ります。

人によっては、お尻のあたりがしびれはじめ、次に足裏、次にふくらはぎというようにしびれが移動していくという症状も見られます。馬尾神経が圧迫されることで、尿失禁や便失禁といった排尿・排便障害を引き起こす恐れもあり、神経根型よりも深刻とされています。

【混合型】

最後に混合型です。これは神経根型と馬尾型の症状がすべて見られ、脊柱管狭窄症の中でももっとも重症だといわれます。

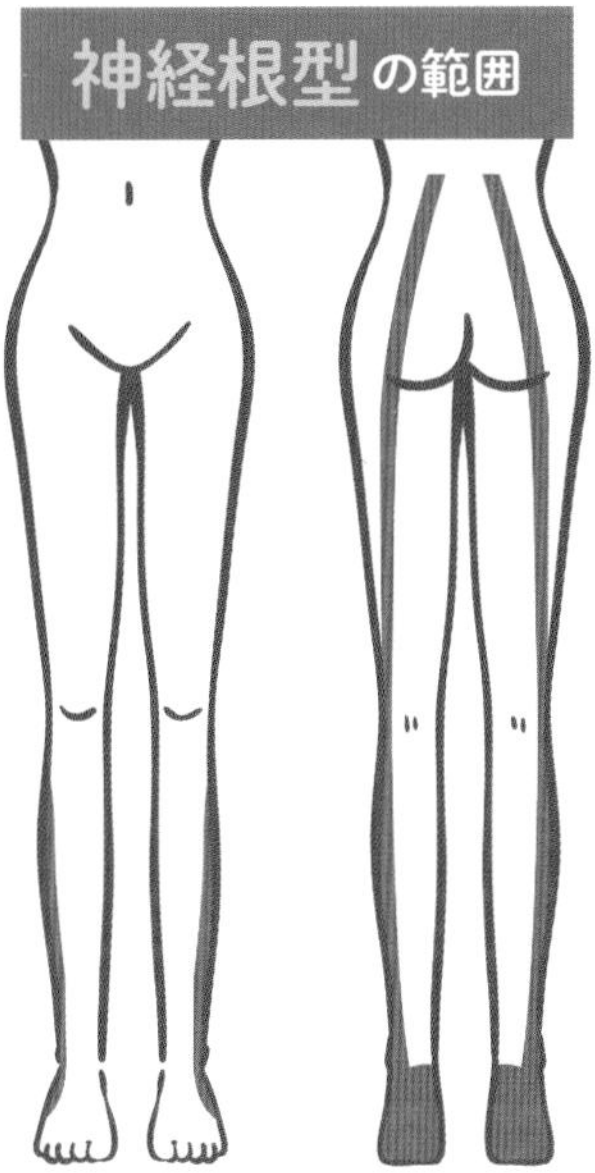

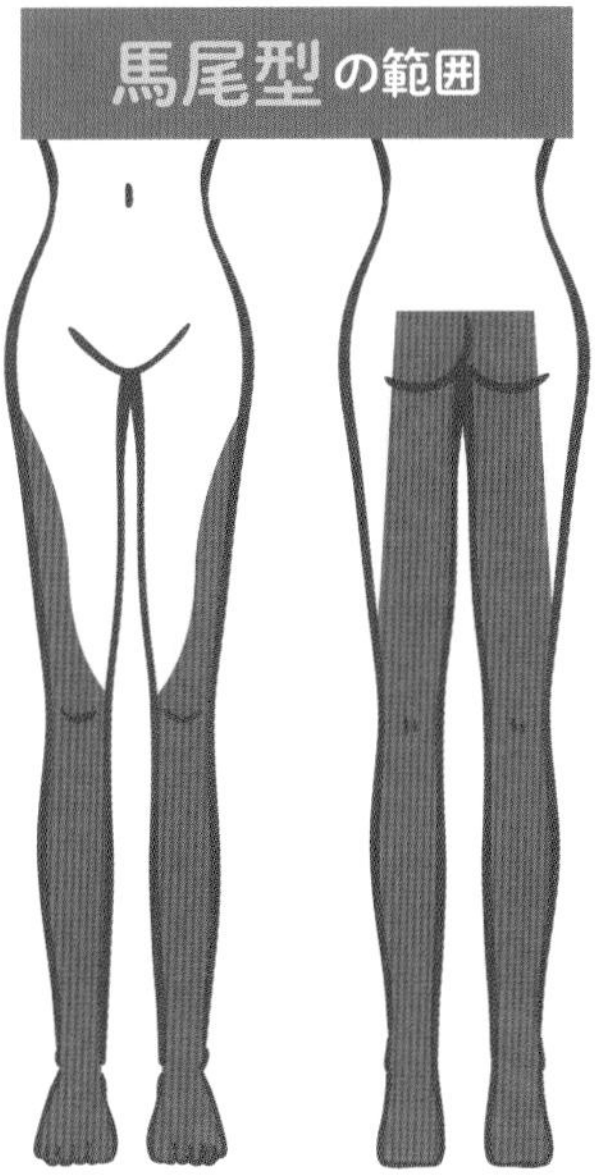

手術だけが選択肢ではない 整形外科で行われるさまざまな療法

腰だけではなく、下半身全体に痛みやしびれが出はじめ、整形外科に行くと脊柱管狭窄症と診断された……。しかし、その後、どのような治療になるのでしょうか。

痛みやしびれによって生活に支障が出るほどの重症であれば、脊柱管を広げるための外科手術をすすめられるということもあります。しかし手術以外にも、保存療法もあります。保存療法というのは理学療法をしながら生活改善指導をしていき、手術で体を傷つけることなく改善をもたらす方法です。主な保存療法の種類は次の通りです。

【薬物療法】

これはお薬を活用して、痛みやしびれを緩和する方法です。血流の滞りをなくすための血管拡張剤、患部の炎症を取り除くための消炎剤、また神経障害が出ている場合は専用の改善薬、凝り固まった筋肉の緊張を和らげる筋弛緩剤、神経修復・機能回復のためのビタミンB12など多様な投薬を行います。

【装具療法】

理学療法の1つで、脊柱管狭窄症によって腰の支えが弱くなった患者に対して、筋肉や関節への負担をかけないための軟式コルセットを装着するなどして腰を安定させるというものです。しかし、本来の筋力ではなく、外部の安定力で腰を支えているため、長期間継続してしまうと筋力が低下するというデメリットもあります。

【温熱療法・通電療法】

温熱療法は患部を保温するための専門パックを使い、筋肉を温めることにより筋肉の硬直をほぐしていくものです。

通電療法も専用の治療によって患部に電気を通すことで、筋肉をやわらかくし、血流改善を導いていきます。

【神経ブロック療法】

いくつかの保存療法でも改善が見られない場合、局部麻酔を注射することで神経を一時的に麻痺させる治療法もあります。

つまり脳に送られる痛みの信号を遮断することで、痛みを感知しなくなるわけです。確かに素早く痛みやしびれを取り除くことができますが、注射によって神経を痛めることもありますので、十分な医師との相談をもとに行う必要があります。

東洋医学の基本三要素「気・血・水」
患部だけでなく全身を対象にした治療

整形外科による治療は西洋医学の知識・思想に基づいての治療ですが、治療院や鍼灸院など東洋医学による治療も脊柱管狭窄症には適しています。

東洋医学では体の機能を整えるエネルギーを気・血・水という三要素に分けて考えています。これらは、経路という体の中にある通り道を通り、全身をめぐっていると考えられています。

気は、「気持ち」や「病は気から」など、日常的にもよく使われる、あの気です。気は目に見えないものですが、東洋医学では生命活動を維持する源とされており、古代中国では宇宙から人体まであまねくすべてのものを構成する要素だと考えられてきました。

血は、文字通り人体の中を流れる血液のことです。栄養や酸素を全身の組織に運ぶ配達役として、体に不可欠な要素であるのは周知の事実です。

水は、血以外の体内水分のことを示します。血行・血流といわれるように、血が全身をめぐっていくのに対し、水は全身をくまなく流れているというわけではありません。でも、体の中をゆるやかに循環していると考えられている成分です。

この気・血・水といったエネルギーが、経路を通り、内臓器官に影響して体の健康を維持していると考えるのが、東洋医学の根本的な考え方です。

東洋医学では、暴飲暴食や過労・ストレス、そのほか外的要因により、まず経路の通りが悪くなり、そのためエネルギーの流れが滞り、内臓に不調が出てくると考えられています。

経路は、体の表面の近くを走っているので、そこに点在するツボを刺激し、経路の流れをよくすることで、痛みやしびれを改善できます。さらに、筋肉をやわらかくするためにストレッチを加えることで、患部だけでなく全身を改善していくというわけです。

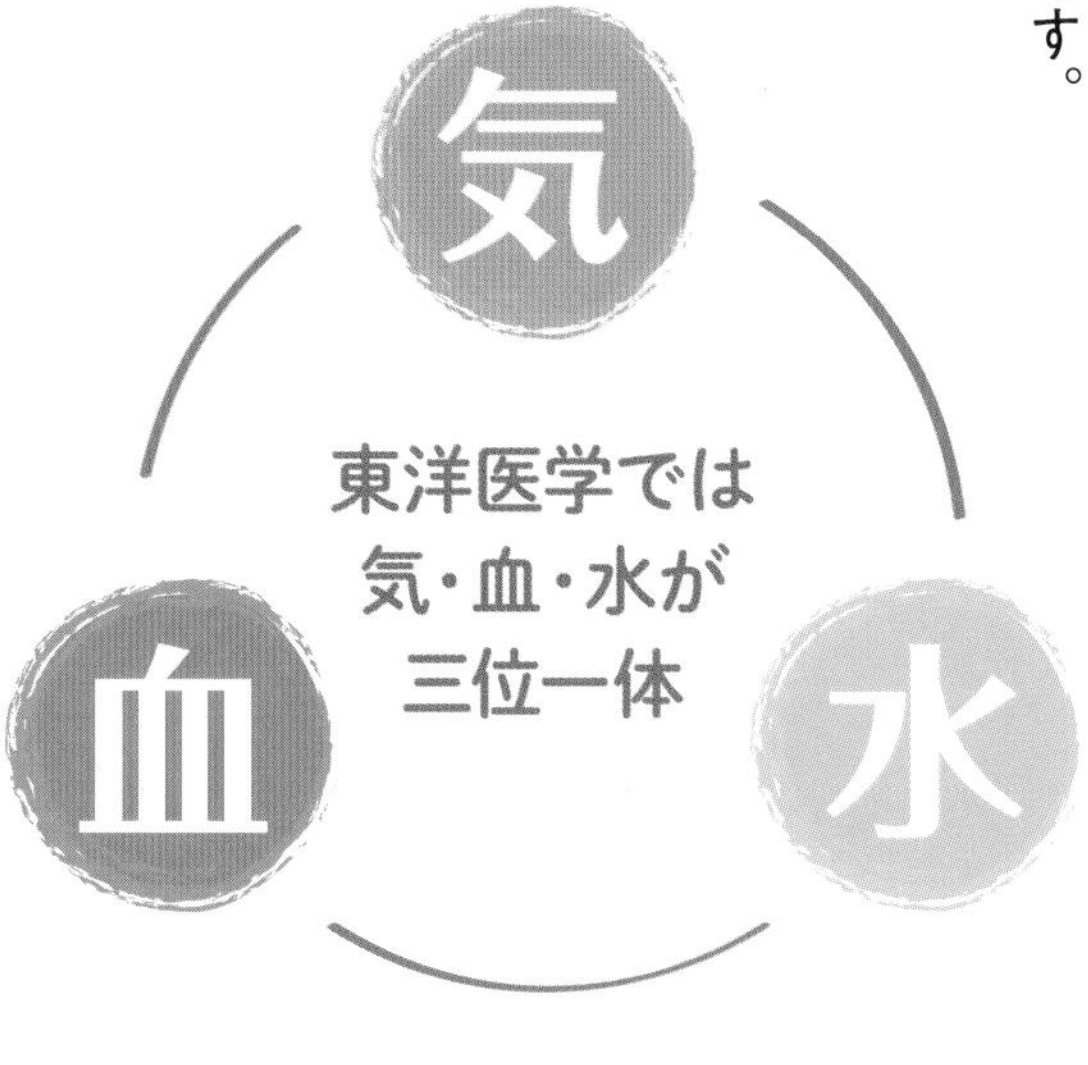

手術を受けるならばいつがいい？
何度も手術を繰り返さないための治療順

基本的な考え方として、西洋医学と東洋医学をうまく組み合わせて脊柱管狭窄症の治療をしていくというのが理想的です。

ですが、もし手術をするとすればどのタイミングで考えるべきなのかと悩む患者さんも大変多くいます。

脊柱管狭窄症という診断が出たら、「痛みを取り除きたい」という要望に応えて、すぐに手術をおすすめする医師や病院もあります。しかし手術をして、その場では痛みが取れたとしても、日常的に生活習慣や生活環境が改善されていなければ、再び脊柱管狭窄症が発症してしまうことは容易に考えられます。

治療院に通う患者の中にも、何度も手術を受けては症状がぶり返してしまっている人も見受けられます。そういった患者さんの声を聞くと、「体に何度もメスを入れるることになるので、その都度不安を抱えている」「何より入院を余儀なくされるような生活から離れたい」など悲痛な叫びが聞こえてきます。

治療方法や治療方針に対しては、さまざまな見地からさまざまな意見が唱えられているのが現状ですが、もっとも理想的だと考えられるのは、手術は最終手段であると前提したうえでほかの治療を試すということです。

保存療法など、ほかの治療をしていく中でも、当然ながら生活習慣・環境を改善されていくことは求められてきます。また、東洋医学の治療院・鍼灸院では、生活習慣・環境改善のための、さまざまな自宅ケアテクニックも学ぶことができます。

誤解を招かないよう補足しますが、手術がいけないと断じているわけではありません。あくまで手術をする順番をしっかりと見極めた治療方針を考えるべきなのです。

理想的な治療方法の選択順

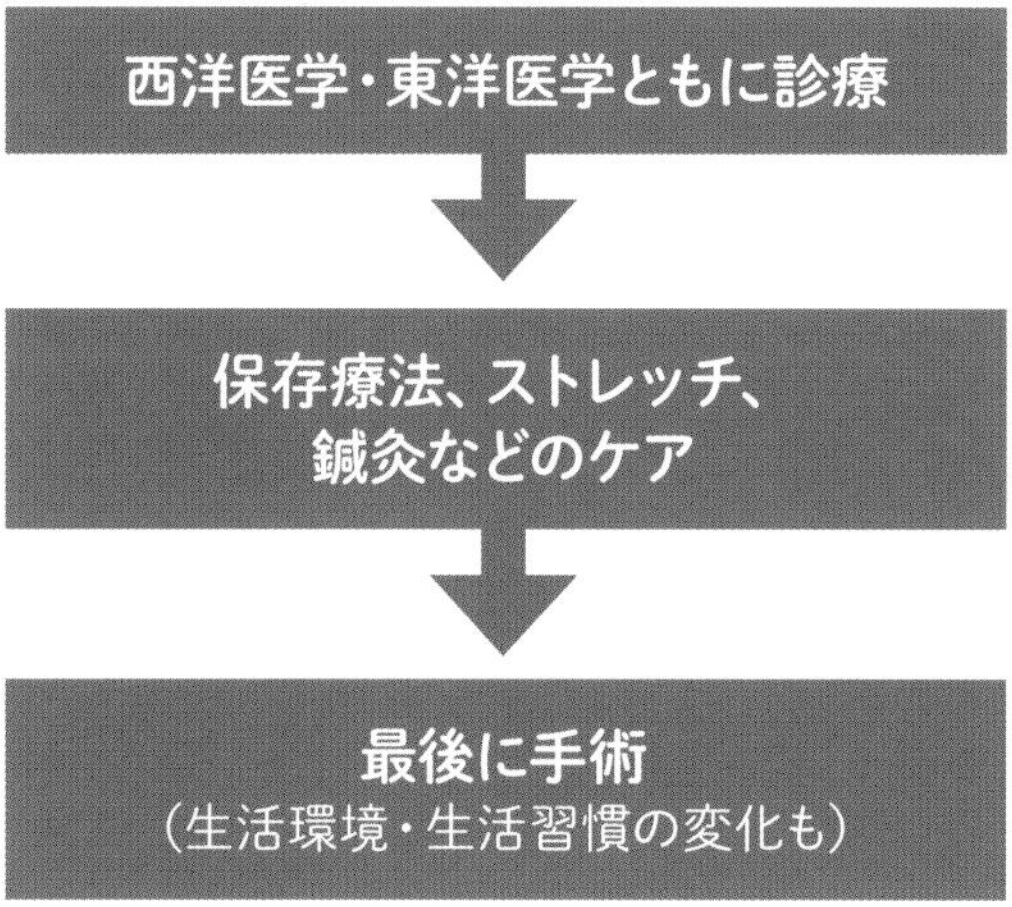
西洋医学・東洋医学ともに診療
保存療法、ストレッチ、鍼灸などのケア
最後に手術
（生活環境・生活習慣の変化も）

神経の圧迫の仕方に違いがある？

脊柱管狭窄症と椎間板ヘルニア

脊柱管狭窄症と同じように、腰痛を引き起こす病気の1つに、椎間板ヘルニアがあります。

椎間板ヘルニアでは、何らかの原因で椎間板の外側をとりまいている繊維輪が切れてしまい、椎間板中の髄核が脊柱管の中に飛び出してしまいます。飛び出した髄核が、神経根や馬尾を刺激し、腰痛や坐骨神経痛を引き起こすことがわかっています。

脊柱管を狭めるという意味では、脊柱管狭窄症や腰椎がずれてしまう分離すべり症などと似ているように見えますが、飛び出した椎間板による圧迫ですので、厳密には異なる基としてとらえられています。

椎間板が飛び出す原因はいくつかありますが、もっとも多いのが老化現象による椎間板の劣化です。本来、椎間板とは平たい円柱形をしており、水分で潤っていますが、加齢によって水分が抜けてしまい、弾力性が失われていきます。この状態で、偏った姿勢をとり続けていたり、体に負荷のある行動を続けることによって、背骨のS字曲線が変形してしまうのです。

一方、重い荷物を持ち上げたり、激しい接触プレーを伴うスポーツなどでも、衝撃によって繊維輪が損傷してしまい、中の髄核が飛び出してしまうということがあります。中高年によく見られがちな脊柱管狭窄症とは違い、椎間板ヘルニアは、30代や40代の働き盛りでも、さらに若い世代でも起こりやすいのです。椎間板ヘルニアは、筋肉系のトラブルではなく、整形外科でのレントゲン撮影で症状特定ができる病気ですので、脊柱管狭窄症やぎっくり腰に比べて早期に原因がわかることも特徴の1つです。

椎間板ヘルニアの主な症状

- 足のしびれ
- 腰の痛み
- 坐骨神経痛
- 排尿・排便障害

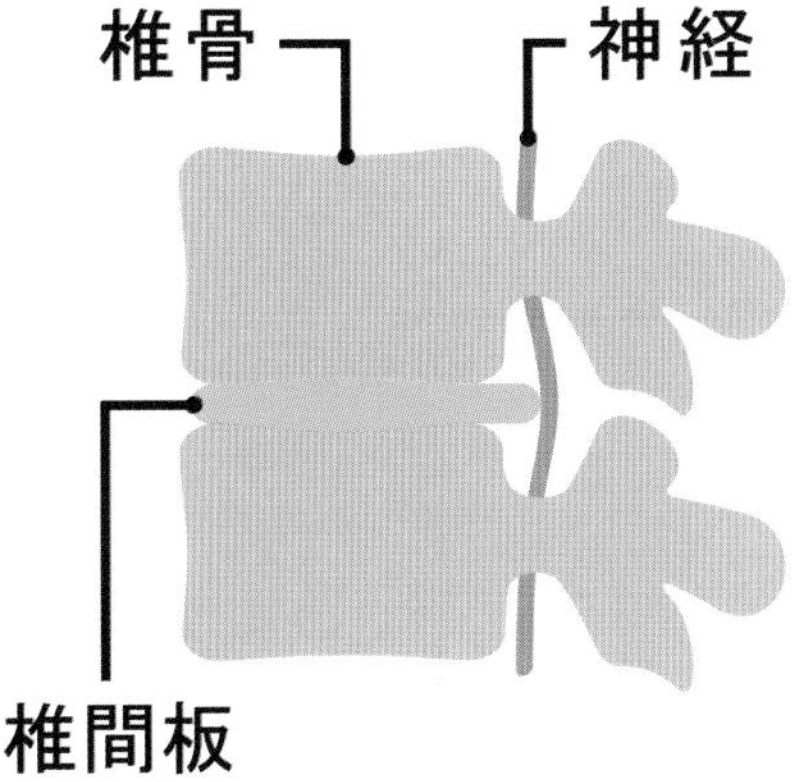

脊柱管狭窄症とは違う腰痛の代表格

ぎっくり腰の要因は仙腸関節にあり

腰痛の治療を行う医療関係者の間で、最近とみに注目されている関節があります。それが仙腸関節です。仙腸関節は、骨盤の中でも大変重要な役割を担う間接で、上半身と下半身をつなぐ役割を持っています。

腕や足の関節は比較的可動域が広いのですが、仙腸関節の可動域はわずか数ミリ程度。しかし、このわずかな可動域の中で、仙腸関節の存在によって、正しくボディバランスがとれているのです。

また仙腸関節は、全身のバランスをとりながら、重力や地面からの衝撃がダイレクトに骨盤に伝わらないための緩衝材としての役目も担っています。つまり、日常的に歩いたり走ったりすることはもちろんのこと、ジャンプをしたりするような動作の中で、衝撃を緩和させ、骨盤や上半身へダメージがいかないように守っているのです。

この仙腸関節に不具合が生じて起きるのが、主にぎっくり腰です。ぎっくり腰は筋肉系のトラブルなのですが、腰の筋肉に深く関係しているのが仙腸関節なのです。

骨盤が前方に倒れることによって、まず仙骨と呼ばれる部分が引っ張られます。このとき、直立する背骨と、骨盤と背骨をつないでいる仙腸関節が緊張状態になり、可動域が狭まってしまい、場合によっては仙腸関節が固定されてしまいます。

固定された状態で、下半身に衝撃が加わると、衝撃を筋肉が受け止めきれず、筋組織に大きなダメージが加わります。これがぎっくり腰の原因です。脊柱や脊髄神経とは関係がない症状になりますので、同じ腰痛でも脊柱管狭窄症とは異なる治療法が必要となってきます。

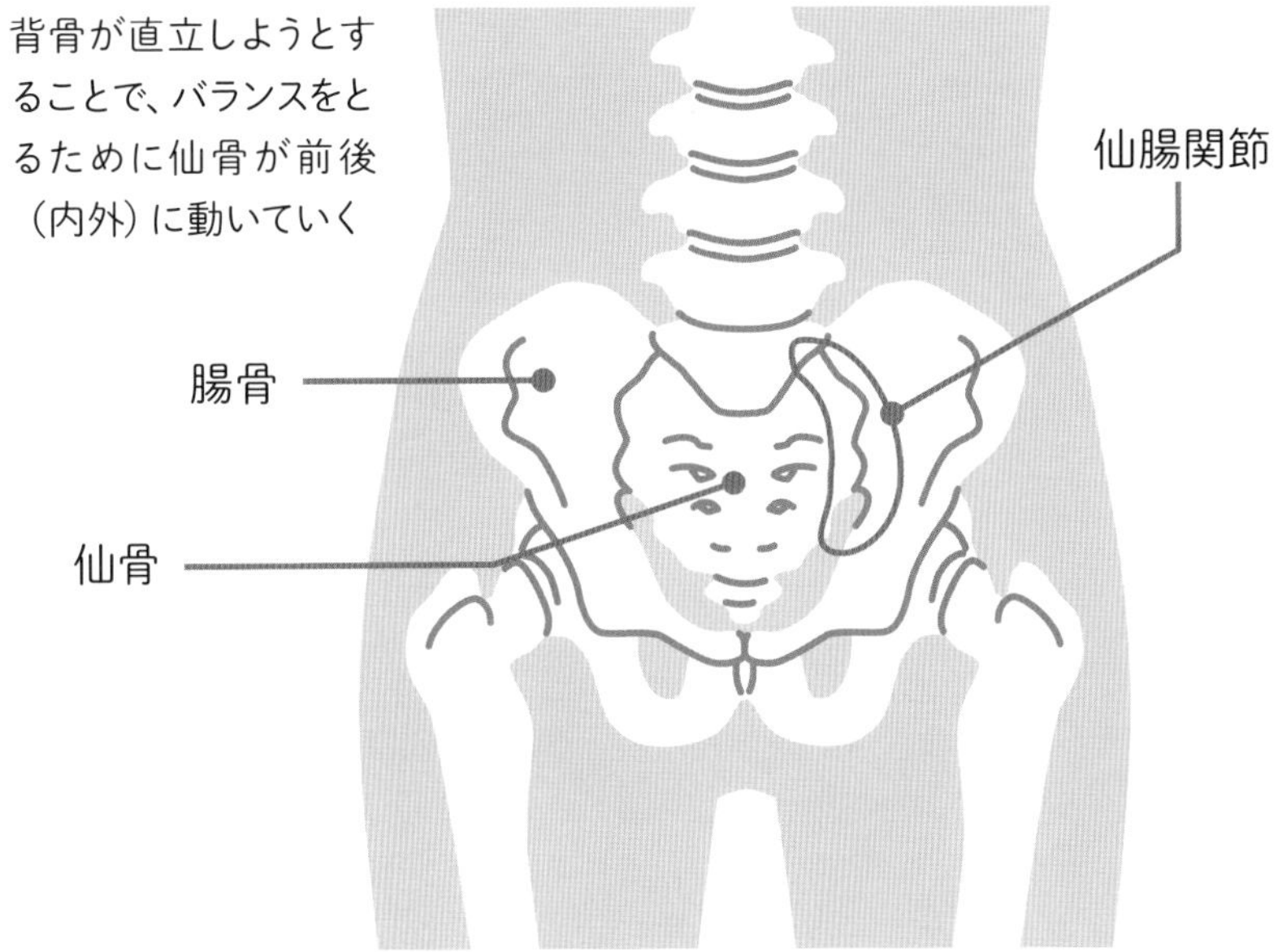

背骨が直立しようとすることで、バランスをとるために仙骨が前後（内外）に動いていく

加齢によって背骨が劣化していく理由
できるだけ早く生活習慣に運動を導入

本書でも何度かお伝えしている通り、脊柱管狭窄症の大きな要因の1つに加齢があります。古今東西、あたり前ですが、年齢を重ねていくごとに人体のさまざまな機能が低下していきます。骨についても加齢とともに老化現象が見られ、次第に背骨全体にダメージが蓄積していくようになっていきます。自分では正しい姿勢を意識して毎日を過ごしていたとしても、老化によって身体の重みが支えきれなくなるなどし、背骨が変形してしまうのです。

脊柱管狭窄症は、繰り返し述べている通り、背骨を構成する椎骨の間に挟まっている椎間板が変形することで、脊柱管を狭めてしまうのが要因です。また、椎間板は、水分が加齢とともに失われることによって、背骨同士の摩擦が激しくなり、椎間板によって摩擦を処理しきれず、背骨が変形してしまうことになります。自転車のチェーンやドアの蝶番に潤滑油が足りなくなると、きしむような音が出てしまうようなもので、椎間板の劣化によって、骨は骨同士でダメージを負わせあってしまうという悪循環が生まれるのです。さらに、加齢とともに問題になるのが、骨密度の減少です。骨密度が低下してしまうことにより、骨自体がもろくなってしまうのはすでに述べた通りですが、場合によっては骨粗しょう症という病気にもなってしまいます。

骨粗しょう症を防ぐには、骨を形成するうえで重要なカルシウムや、ビタミンDの摂取が不可欠ですが、ただ摂取するだけでは足りません。誤解されがちなことなのですが、カルシウムは運動によって体や骨に負担がかかることで、はじめて骨として定着するようになるのです。つまり、「負荷があるから補強をしよう」と身体が判断をしないと、補強をしてくれないわけです。

加齢によって骨に老化現象があらわれるようになったり、老化現象が誘因となって脊柱管狭窄症や椎間板ヘルニアが起きたとき、どうしても運動不足になりがちです。病気のときに運動をするのはよくないことですが、日頃から適度な運動を心がけておかないと、いざというときに悪循環のループから抜け出せなくなってしまうのです。

さらに骨密度は一旦症状が進んでしまうと元のような強さに戻すのが難しくなることもわかっています。予防をしていくために、バランスのよい食事をし、適度な運動を取り入れた生活習慣をできるだけ早い段階で確立することが重要なのです。

腰に痛みがあるときは重いものを持たない寝返りを打てるスペースで寝ることも大事

腰に痛みがあったり、しびれがある人に共通している日常生活のルールがあります。そのルールとは、「痛いと感じる動きをしてはいけない」というものです。

一つ一つの動きに、そこまで神経質になることはないのですが、「痛い」と思ったと

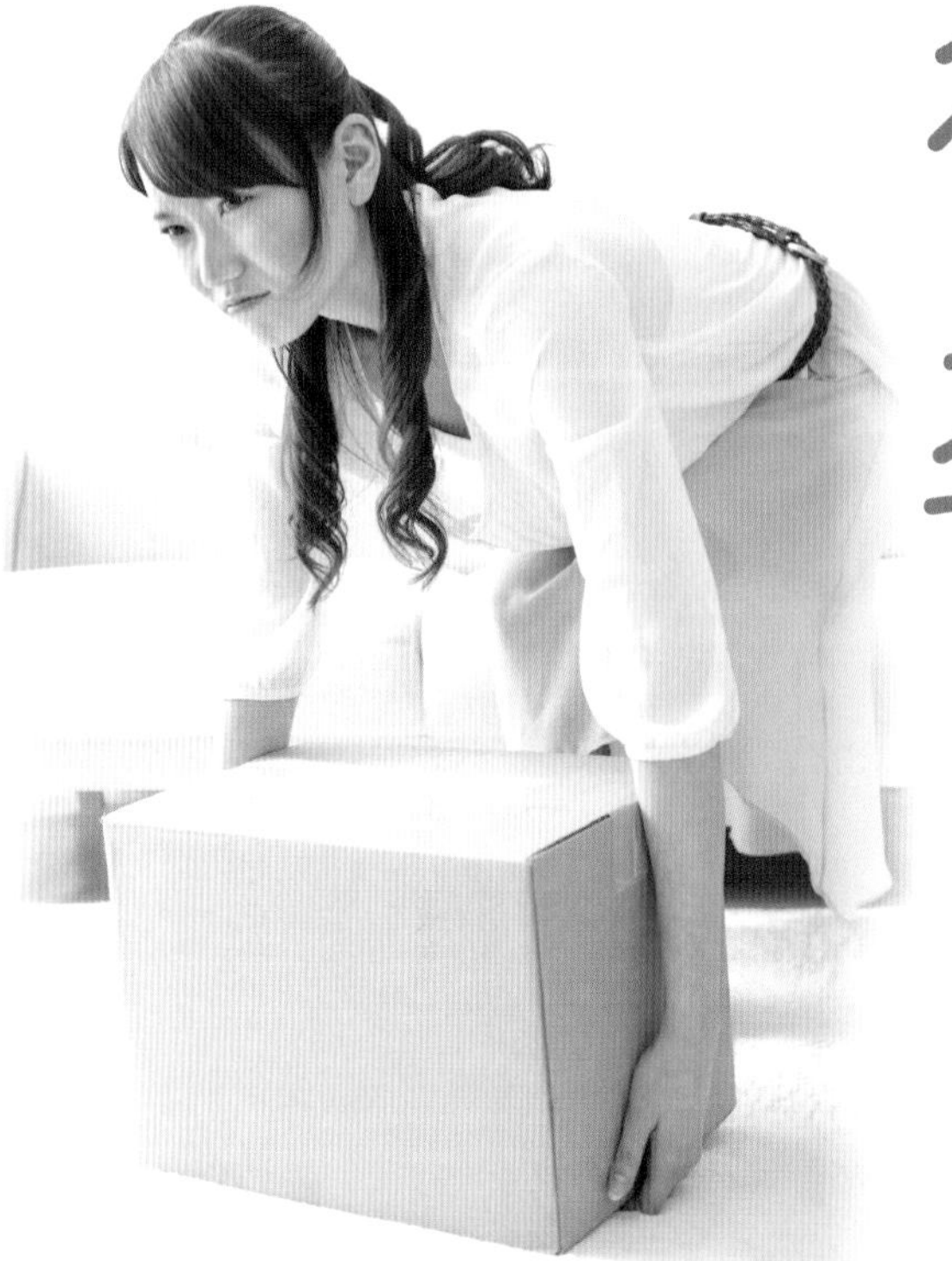

きに無理をしてしまうと、再びその痛みを伴わないよう、無意識のうちに体が姿勢を変えてしまうのです。そうすると、その姿勢によって体にまた新たな負荷がかかり、別の個所で痛みが発生してしまうことがあるのです。

脊柱管狭窄症では、背中側から神経を圧迫することになりますので、背中や腰をそらせると痛みが出てきます。つまり腰をそらさないのは基本中の基本。しかし椎間板ヘルニアやぎっくり腰などほかの問題がからんでいる場合は、背中をそらさないという点だけに注意するのでは不十分です。

したがって、どんな姿勢でいるのが楽なのかを、自分なりに把握しておくことが大事です。

また、日常の行為の中でもう1つやってはいけないルールがあります。腰を痛めている人は、**「できるだけ重いものを持ち上げる動作をしない」**ということです。腰痛時には仙腸関節の可動域も狭くなっている可能性がありますので、重いものを持つと、衝撃がダイレクトに伝わります。

腰まわりの筋肉が硬い人はもちろん、腰に少しでも痛みがある場合に重いものを持ち上げるときは、前かがみではなく、体の側面で物を取るようにしゃがみこむとよいでしょう。もちろん痛みがあるときには、極力重いものは持たないほうがよいのはいうまでもありません。

目を覚ましている状態ならば姿勢に気をつけることができますが、寝ているときはどう気をつければよいのでしょうか。

睡眠時に重要なのは、寝返りを打ちやすいような環境で寝ること。つまり寝返りを打てるスペースを十分確保することです。

寝返りは、筋肉のバランスや骨格のゆがみを治してくれる自然整体といわれています。つまり寝返りをしているだけで、ゆがみは自然に治っていくのです。

本来人間は赤ちゃんや子どもの頃には、大変よく寝返りをしています。ところが大人になってくると、寝返りの頻度が減ったり、人によっては仰向けや横向きに寝たまま朝を迎えることもあります。

寝返りができないと背骨はゆがんだまま翌日にゆがみを持ち越してしまいます。これが積み重なると危険であることは明白でしょう。寝る前と朝起きたときの体勢を毎日チェックしてもよいでしょうし、起床時に背中や腰がこわばる人は、寝る前にしっかりマッサージをしたりツボを押すなどして、リラックスして眠ることが大事です。

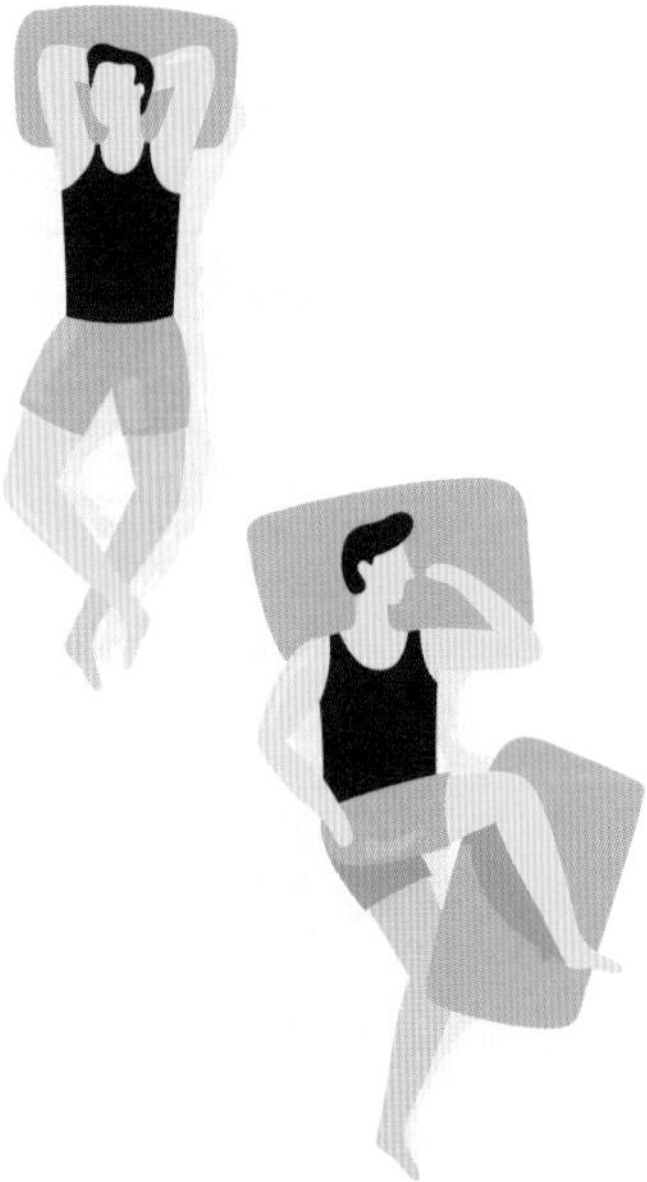

Part 2

痛みやしびれを手遅れにさせない！

脊柱管狭窄症で後悔しないための対策法

脊柱管狭窄症になりやすい人 重症化しやすい人に見られる共通点

脊柱管狭窄症になりやすい人、また症状が出たときに重症化しやすい人にはどんなタイプが多いのでしょうか。

脊柱管狭窄症をはじめとする腰痛のリスクを持つ人には、一定の傾向があります。まずは左のチェックリストにあてはまるものがあるかどうかを見てみてください。

実はここにある項目はすべて、脊柱管狭窄症になりやすかったり、重症化しやすい人に見られる共通の特徴です。つまりチェックリストにあてはまる項目が多ければ多いほど、発症のリスクが高まるというわけです。

またすでに発症している人は、この生活習慣を改善しなければ、たとえ治療をしたとしても再発する可能性が高いといえます。

体をほぐしたり、リラックスさせたりする方法を学んだとしても、もっとも油断大敵なのが暴飲暴食とストレスの蓄積です。強い自制心を持たなくてはならないでしょう。

重症化予備軍チェックリスト

- □ 前屈をして床に指先がつかない
- □ 後ろをふり向こうとするとお腹のあたりがつる
- □ 外食をするときは常にボリューム重視
- □ 夜眠る前に食事をとりやすい
- □ メタボもしくは予備軍と診断された
- □ 味の濃いものが好き
- □ 夏場に寒くなるほどエアコンをつける
- □ 基本的に薄着
- □ しばらく運動らしい運動をしていない
- □ 常に悩みごとがある
- □ 1日に何度もカッカすることがある
- □ 夜に寝つきが悪い
- □ 寝ているとき何度も目が覚めてしまう
- □ 起床時に体のだるさがとれていない
- □ 首の凝りが慢性化している

ソファでダラダラ暴飲暴食を楽しむのは腰痛を歓迎しているようなもの

意外に思われるかもしれませんが、暴飲暴食をしたり、睡眠不足だったり、ストレスをためやすい人というのは脊柱管狭窄症になりやすい傾向にあります。もっというと、脊柱管狭窄症だけでなく、腰痛全般になりやすいのです。

筋肉が硬化してしまい、その硬化が常態化してしまうことに由来するのが腰痛体質。この腰痛体質は、まさに不健康・不摂生な生活習慣の積み重ねから生まれる、自分自身の管理不足を映した鏡のようなものなのです。

不摂生の代表例といえば、やはり暴飲暴食、夜更かしでしょう。またストレスを発散しようと、お酒や料理を大量に飲み食いしてしまうことで、お腹の冷えや消化不良につながっていき、体調全般を悪くしてしまうこともあります。

また週末など、お休みの前にはつい夜更かしをして、ソファでダラダラ、ゴロゴロ過ごしてしまうという人もいるでしょう。しかし、このソファでの過ごし方も気をつけたほうがよいものの1つです。

ソファは一見リラックスを促す健康的な家具のように思えるのですが、その構造上、骨格が崩れてしまったり、無理な姿勢になりやすい家具でもあるのです。

例えば、ソファに横たわって、録画していた連続ドラマを何時間も見たり、場合によってはソファでうたた寝してしまったりすると、骨への負荷がとてつもなくかかってしまっていることになるのです。

多少のリラックスタイムを過ごす分にはよいでしょうが、長時間にわたる場合は、適度に立ち上がり、少し体を動かすなど、ちょっとしたケアをすることをおすすめします。

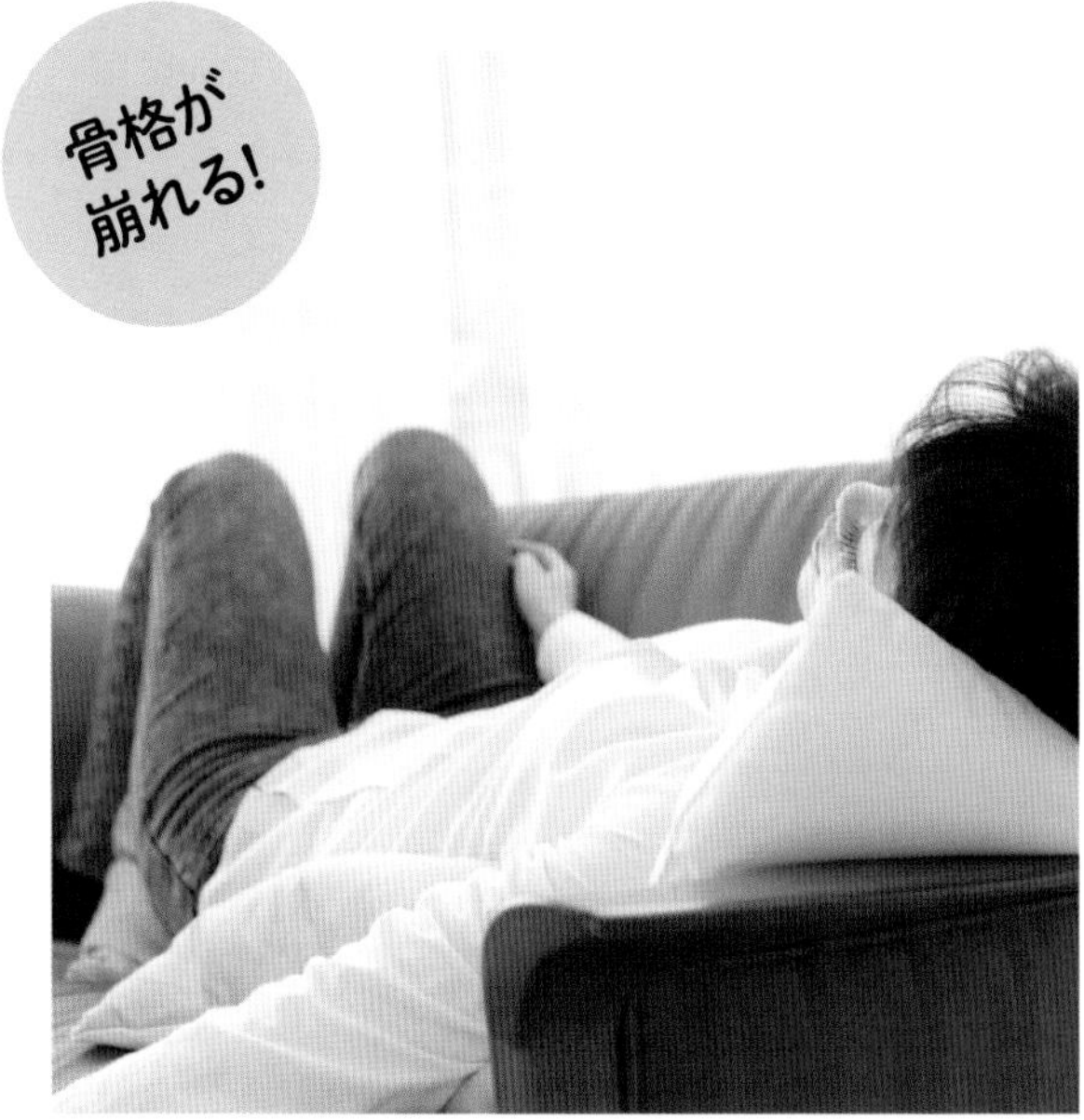

塩分過多による高血圧と糖質制限による腎臓異常には要注意

江戸時代の日本と違い、現代人の食生活は塩分や糖質を過剰摂取しやすい環境であるといえるでしょう。

塩分が多い食事は、筋肉を硬くする要因になりやすいのは本書でも述べてきましたが、その一方で、塩分に含まれるナトリウムは筋肉の収縮に欠かせないものでもあります。ナトリウムが不足すると、筋肉の動きは鈍くなってしまいます。

また、体を動かし続けていくことでも、疲労物質である乳酸がたまり、筋肉の動きが鈍くなります。そして塩分が放出されてナトリウム不足が起き、体がナトリウムを欲するという循環が起きます。

こう考えると、やはり塩分は必要ではないかと思われがちですが、これはあくまでも日常的に運動をしていたり、新陳代謝のよい若い人に限っていえること。もちろん老若男女問わず、塩分不足は避けるべきですが、日頃ほとんど運動しておらず、代謝が落ちている中高年以上の人にとって、塩分過多になるのは筋肉硬化への一本道なのです。

塩分過多でもっとも出やすい症状は高血圧です。血行不良になることによっても高血圧になりやすいと考えられています。

高血圧になるメカニズムは、まず血行不良からはじまります。血行が滞ると、必然的に全身に血液を送らなければいけなくなるため、脳の指令によって心臓は通常よりもハイペースで全身へ血液を送ろうとしていきます。すると、狭い道に大勢の人が押しかけるようなもので、通りの悪い血管の中で、圧力だけが高まり、高血圧になってしまうのです。

塩分もさることながら、昨今では糖質の摂り方にも警鐘が鳴らされています。糖質制限ブーム以降、ダイエット目的で炭水化物を減らし、脂質の代謝を高めたり、血糖値の急激な上昇を防ぐ方法が注目されてきました。しかし、この糖質制限にも気をつけておくべきことがあります。タンパク質を摂ることは筋肉を保持するために重要なことなのですが、肉や魚を過剰に食べすぎると腎臓に負担がかかってしまいます。

腎臓は血液をろ過し不要な塩分や水分を排出するほか、血圧を調整する重要な臓器です。またカルシウムの吸収を助けるビタミンを生成する役割も担っています。脊柱管狭窄症の大敵である塩分管理を正しく行い、骨の弱体化を防ぐためには大変重要な臓器であるといえるのです。

腰と骨盤をケアすることで頭痛をはじめ全身の不調がよくなるという不思議

脊柱管狭窄症の患者が治療を進めていくと、腰の痛みや足のしびれが緩和されていくものですが、意外と多いのが、ほかの部位の不調も改善されるという声です。例えば、便秘気味だった人の便通がよくなったり、女性であれば、動けなかったほどの痛みを伴っていた生理痛が軽くなったというケースもあります。

どうしてこのようなことが起こるのでしょうか。謎のカギはやはり腰、もっというと骨盤にあります。そもそも、人体にとって腰自体が体の要ですから、腰を集中して治療していくことによって、崩れていた全身のバランスが立て直されることになるのです。まさしく東洋医学的な治療の成果であるといえるでしょう。特に多いのは、腰をケアしていくことで、「頭痛が治った」という声です。頭痛が治るメカニズムは次の通りです。

まず、骨盤がずれてくると、全身の筋肉が引っ張られてしまい、こわばってしまいます。骨盤のずれを修正していくことで、このこわばりが緩和されていき、背中がゆるんでいくことになります。背中がゆるむと、肩の緊張もゆるむことになり、肩の血行がよくなることで肩凝りが治るのです。そして、必然的に肩凝りからきていた頭痛も治っていくというわけなのです。

骨盤まわりを柔軟にすることで頭痛がなくなるというのは、東洋医学的処置に慣れていない方からすると不思議に見えるかもしれません。しかし東洋医学では、骨盤を放置してしまうとほかの治療がすべて効果的にならないと考えられているほどの重要箇所。全身のバランスを重んじる東洋医学従事者が、骨盤がやわらかくなり健康でいるための生命線だと考えるのも道理です。

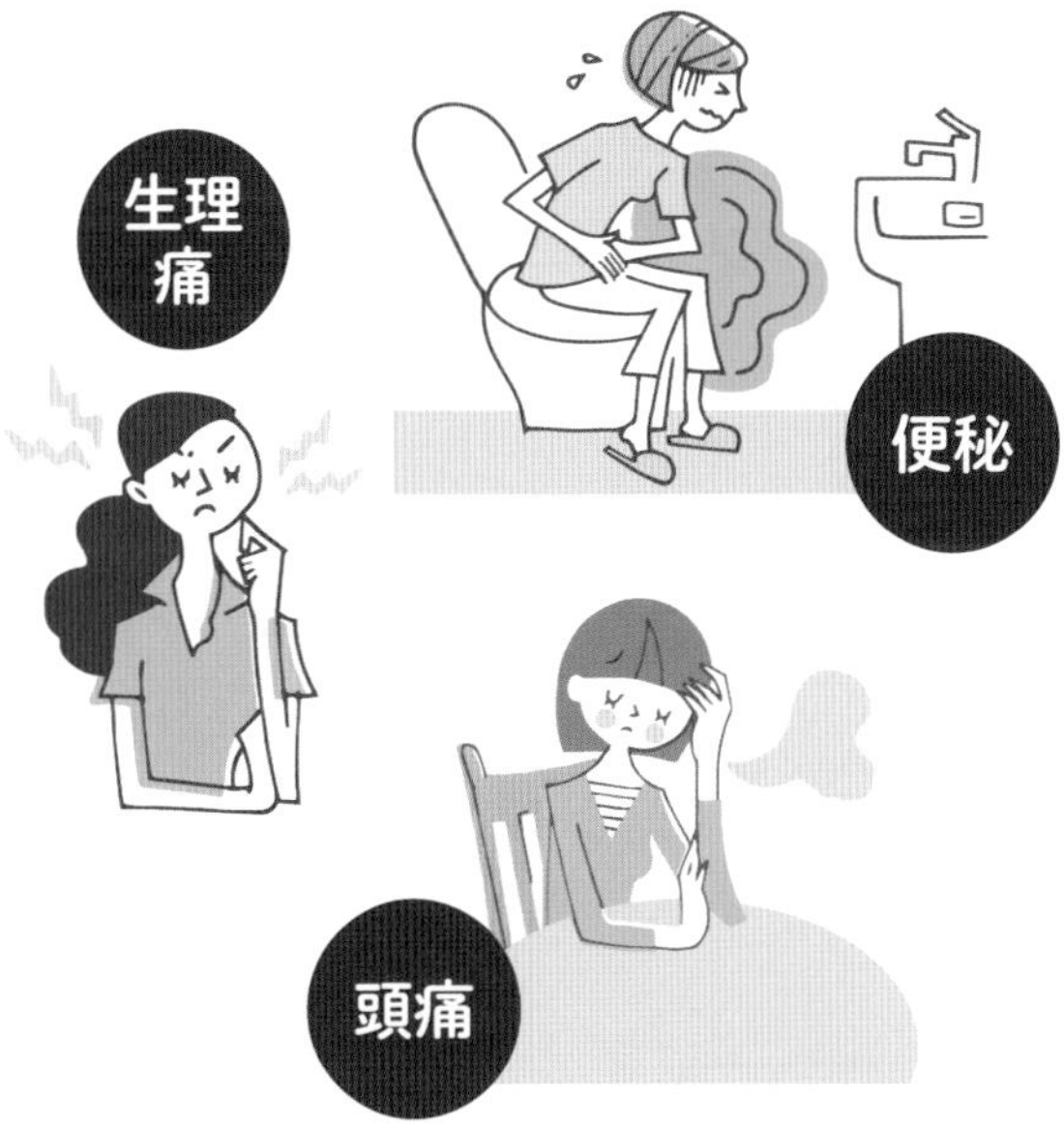

長時間のデスクワークでは椅子に座るときの足の使い方を工夫

腰痛になりやすい環境といえば、やはり長時間のデスクワークを強いられる環境でしょう。つまり長時間にわたって椅子に座り、同じ体勢をしやすい環境です。椅子への座り方をふり返ってみると、ほとんどの人が、自分が一番楽だと思える姿勢で座っているのではないでしょうか。でも実は、その「楽な姿勢」は、案外腰に大きな負担を与えている姿勢であるものなのです。

正しい椅子への座り方として「ひざは90度に曲げる」「お尻と腰を90度に曲げる」といわれることがあります。しかし実はこれでは十分ではありません。ひざが90度に曲がった状態だと、骨盤が立ちきらないため、腰に負担を与える姿勢になりやすいのです。

これを解消するためには、足がお尻の真下にくるように、椅子の下に入れる座り方に変えることです。そうすると骨盤が立ち、意識しなくても自然に背筋が伸びるのです。

また長時間でなくてもたまに正座をする

と、自然に姿勢が矯正され、S字カーブを描いた背骨に頭が乗り、負荷のかからない姿勢になるのです。一方でソファに足を投げ出したり、ほぼ寝転ぶような形で座るのは、一時的に楽かもしれませんが、おすすめはできません。

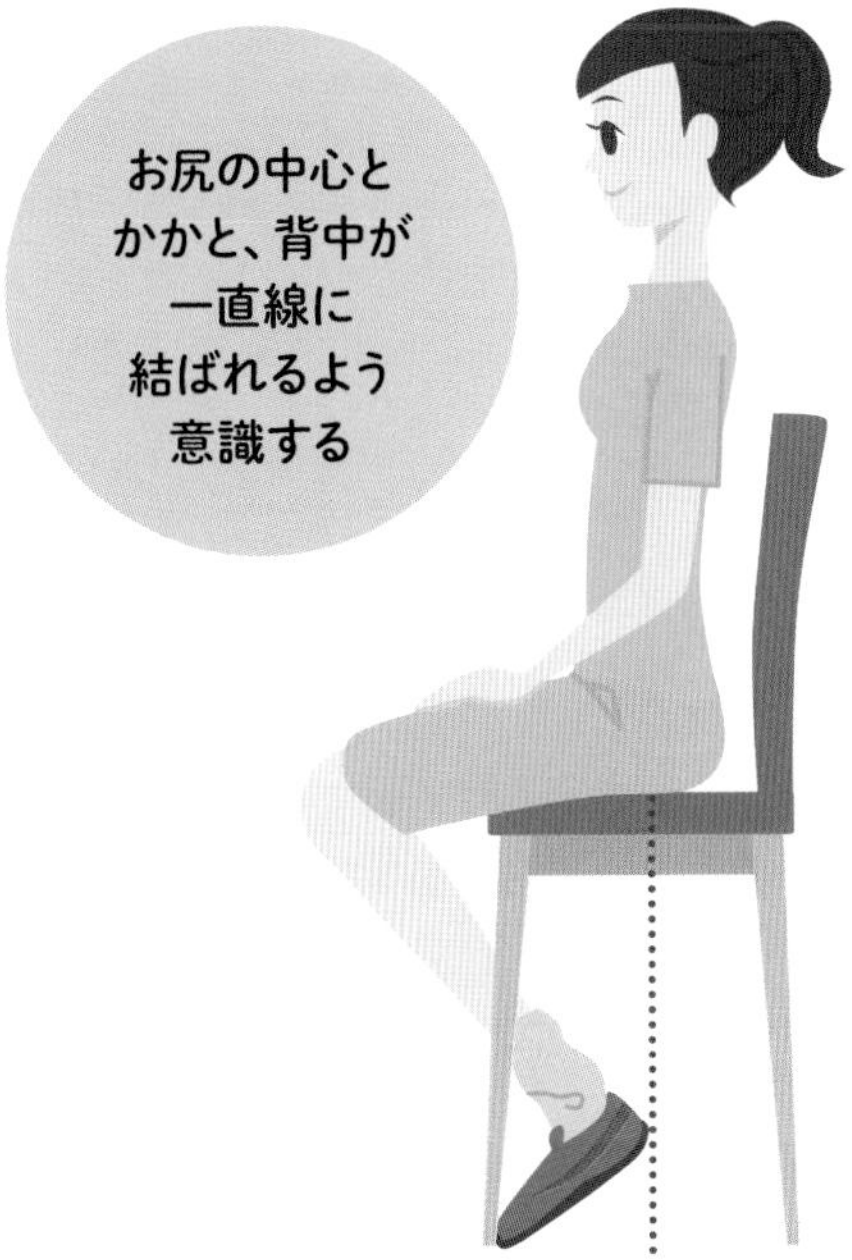
お尻の中心と
かかと、背中が
一直線に
結ばれるよう
意識する

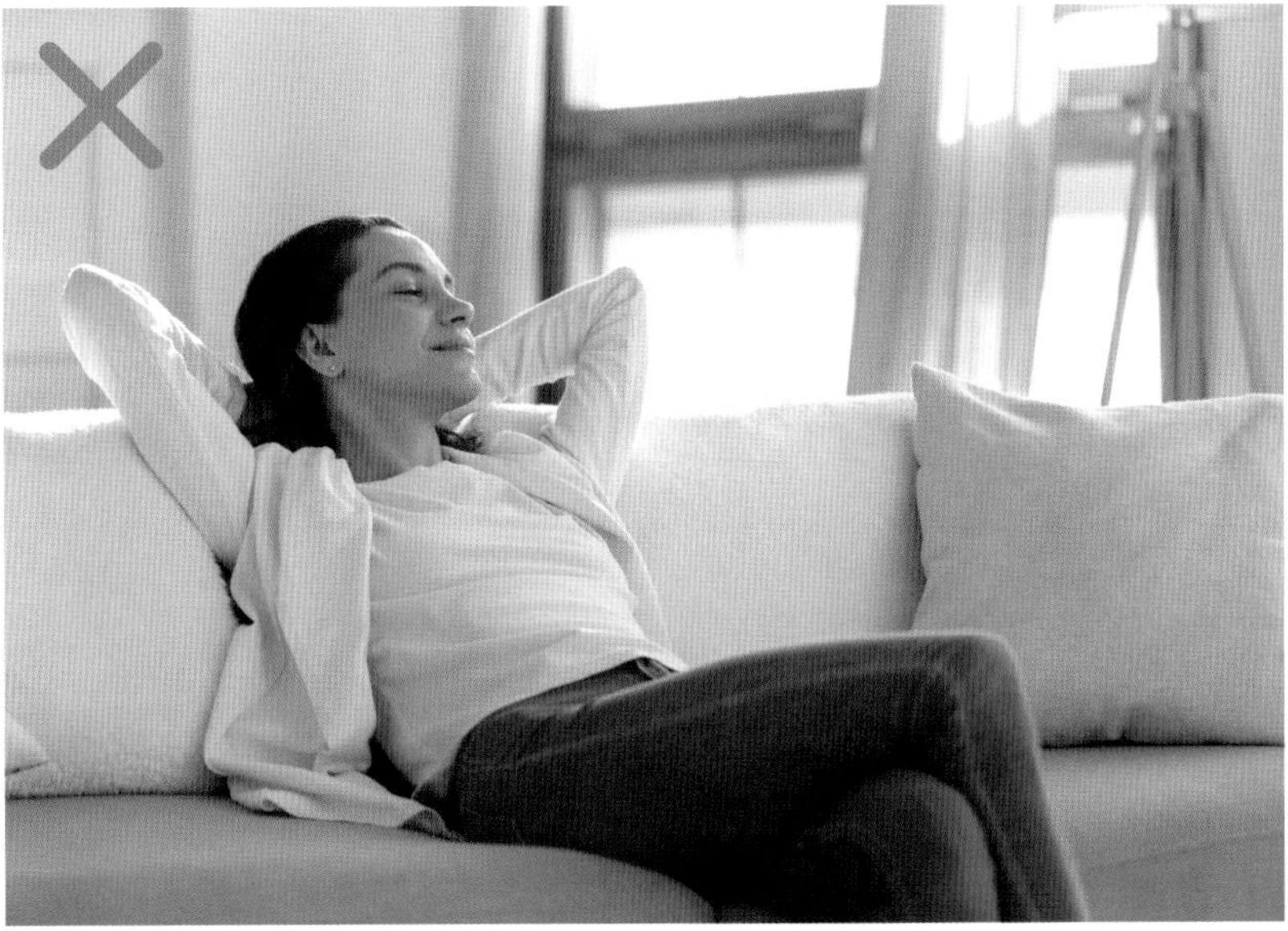

毎日の暮らしの中で筋力と柔軟性をコントロールして痛みを軽減

脊柱管狭窄症を発症している人は、下半身の痛みやしびれによって、どうしても運動を敬遠しがちになります。運動をしなければ、当然ながら、筋肉が落ちてしまいます。筋肉が落ちるという状態は、すなわち筋肉を使わない状態ですので、血行は改善されず症状も平行線をたどるということになってしまいます。

筋肉を適切な状態で維持するという意味で、本書では2つの考え方を取り入れています。1つは、ストレッチを続け柔軟性のある筋肉にすること。もう1つは、体を支える筋力を維持すること。つまり筋力をつけるための運動をすることです。

誤解されがちなのですが、歳を重ねても運動をしさえすれば筋力はついていきます。運動とともに、適正量の肉や魚といったタンパク質を摂取することで、筋肉をつけていくことはできるのです。腰痛対策のために必要な筋肉は、腹筋や背筋とともに背骨と骨盤を支えている腸腰筋です。プロアスリートの肉体を写した写真で、お腹の丹田あたりの左右の筋肉がぽっこりと膨らんでいるのを見たことはないでしょうか。あれは腸腰筋が発達している証拠なのです。腸腰筋は、背骨をS字状に維持したり、足や膝を持ち上げる動きをする筋肉で、上半身と下半身をつなぐ唯一の筋肉でもあります。

また、立った状態の姿勢を保つ際に、体が重力に負けないように抗う筋肉ですので、上半身の筋肉に負担をかけずに正しい姿勢を維持するためには不可欠な筋肉でもあります。

歩くときには、この腸腰筋をしっかりと動かすイメージを持つと発達が早くなります。

腸腰筋

腸腰筋には3種類あり、腰椎の内側からスタートする大腰筋・小腰筋という筋肉と、骨盤の内側からスタートする腸骨筋という筋肉が合わさり、骨盤の中を通り抜けて大腿骨の根元につながっています。

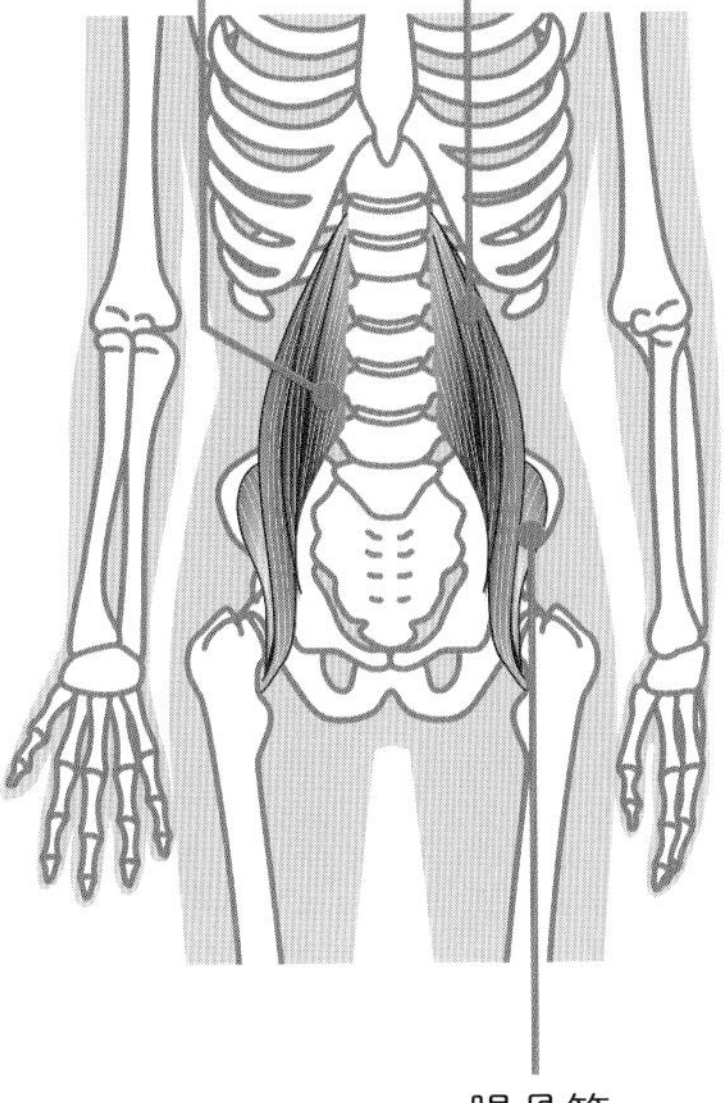

昨今流行している筋トレだけでは筋肉をよい状態に保つことはできない

脊柱管狭窄症を患っている患者の多くは男性であり、統計的に見ると、なんと全体の7〜8割が男性であるとわかっています。

もちろん女性の方で「私は体が硬いんです」と主張する方も少なくありませんが、治療時に触診をしてみると、男性に比べれば圧倒的にやわらかいというケースも多々あります。

男性の筋肉と女性の筋肉を比べると、まず筋肉量が明らかに違います。特に腰と背中の筋肉の量が男性は多いのです。量が多いと、どうなるか。

一度固まってしまうと、触診をしたときの硬さの印象がまるで違ってきます。男性で完全に筋肉が固まってしまった人は、その個所がまるで鉄板のように硬くなってしまい、指圧をしてもまったく指が入っていきません。むしろ硬くなった筋肉が反発してくるので、力比べのようになってしまうのです。それだけ筋肉が硬い状態になってしまうと、脊柱管狭窄症になる可能性というのはどうしても高まってしまうのです。

そもそも、なぜ男性の体は硬いのでしょうか。理由の1つに男性ホルモンが挙げられます。

実は男性ホルモンには、筋肉を硬くしてしまう作用があるのです。男性は30歳を過ぎてもなお男性ホルモンの分泌が活発であり、歳をとればとるほど、しっかりとケアしてほぐしていかない限り筋肉が硬くなり続けてしまいます。

特に男性の中で、体型を維持するためにジムで筋力トレーニングをする人が昨今増えています。筋トレを行えば、確かに筋肉はつきますが、筋トレに筋肉をやわらかくする効果はありません。そのままだと、硬くなってしまいますので、ぜひ筋肉をやわらかくするトレーニングを取り入れたいところです。筋肉を鍛えるのは決して悪いことではないのですが、鍛えっぱなしで満足してしまうのは絶対にやめるべきです。

ストレッチもせずに硬くなっていく筋肉を放置するのは、筋繊維を痛めたままの状態で自然に固まっていくのを待つだけのようなもの。筋トレをしたら十分にストレッチをしましょう。もし時間がなく、筋トレ後のストレッチができないのであれば、筋トレをせずにストレッチだけを行うほうが、はるかに患部にとってよい影響をもたらすはずです。

ここから、いよいよストレッチや筋トレなどセルフケアの方法をお伝えしていきます

急いで効果を出そうと無理をせず自分のペースでやるのがストレッチの基本

自宅で行うもっとも有効的な筋肉ケア方法がストレッチです。ストレッチを定義すると、「筋肉や腱を引き伸ばすことを目的とした軽い運動」となります。実践することにより、緊張した筋肉を解きほぐす役割を果たしてくれます。伸ばす、ほぐす。この2つのプロセスを経ることで、筋肉中の血行がよくなり、疲労がたまりにくい体をつくってくれます。

ただし、注意点もいくつかあります。特に気をつけて欲しいのはオーバーストレッチという過度なストレッチです。筋肉や腱にある程度の負担をかけるのは間違いないですが、痛いのを我慢して伸ばしてしまう

と逆効果。むしろ筋肉や腱を痛めてしまう原因になってしまいます。大事なのは時間をかけてゆっくり丁寧に自分のペースを崩さずやることです。できるだけ1人、またはストレッチを手伝ってくれるパートナーとともに行うのが理想的です。

ストレッチを行うときの注意点

1. 痛みが強いときには無理して行わない
2. まずは軽い体操で
ウオーミングアップを行うなどし、
血行をよくしてから行う
3. ストレッチをしている部位ごとに、
今伸ばしていく筋肉が
どこかを意識して行う
4. 反動や勢いをつけたり、
力任せに伸ばさない
5. 伸ばすときに呼吸を止めず、
ゆったりと深い呼吸をしながら行う
6. 一度に筋肉や腱を伸ばしきろうとせず、
時間をかけてゆっくりと伸ばそうとする
7. 気持ちがいいと思えるところで止め、
痛みを我慢して無理に伸ばさない
8. 前後左右の対象部位を
同じバランスで行う
9. 冬場は部屋を暖めるなどして、
寒くない環境で行う
10. できるだけ毎日行う

背中を中心に広い範囲がストレッチの対象

こつこつと取り組めば奥深くまで柔軟に

脊柱管狭窄症を改善するためには、主に背中から腰にかけての筋肉を柔軟にしていくストレッチを行います。例えば、広背筋や脊柱起立筋、太もものつけ根と前面にある大腿四頭筋や腸腰筋、さらには太ももの裏にあるハムストリング、お尻の広範囲に広がる大臀筋、梨状筋、脇腹にある内腹斜筋などを対象にストレッチを行っていきます。重要なのは深層筋という内部の筋肉までをしっかりとほぐす目的を持つことです。

体の表面を覆う筋肉を表層筋、体の奥深くの筋肉を深層筋といいます。表層筋は意識して動かすことができますが、深層筋には意識して動かすことのできない筋肉が多くあります。

表層筋を動かしてやわらかくしていくと、

次第に深層筋の凝りにまでアプローチすることができるようになってきます。もっとも、ストレッチをはじめてすぐに深層筋にまで影響を及ぼすことはできませんので、毎日習慣づけてストレッチをするようにしましょう。

ストレッチで伸ばす筋肉

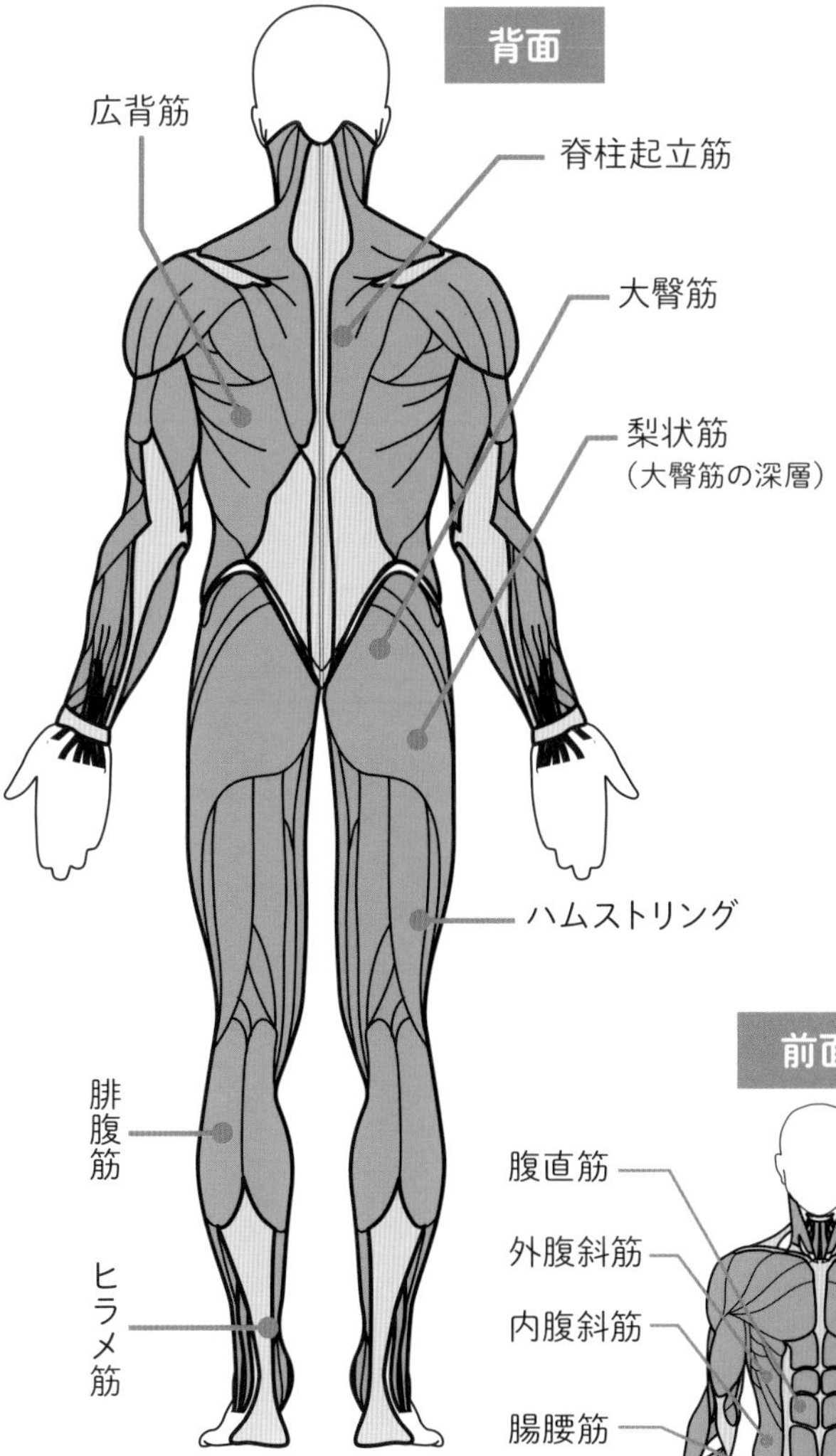

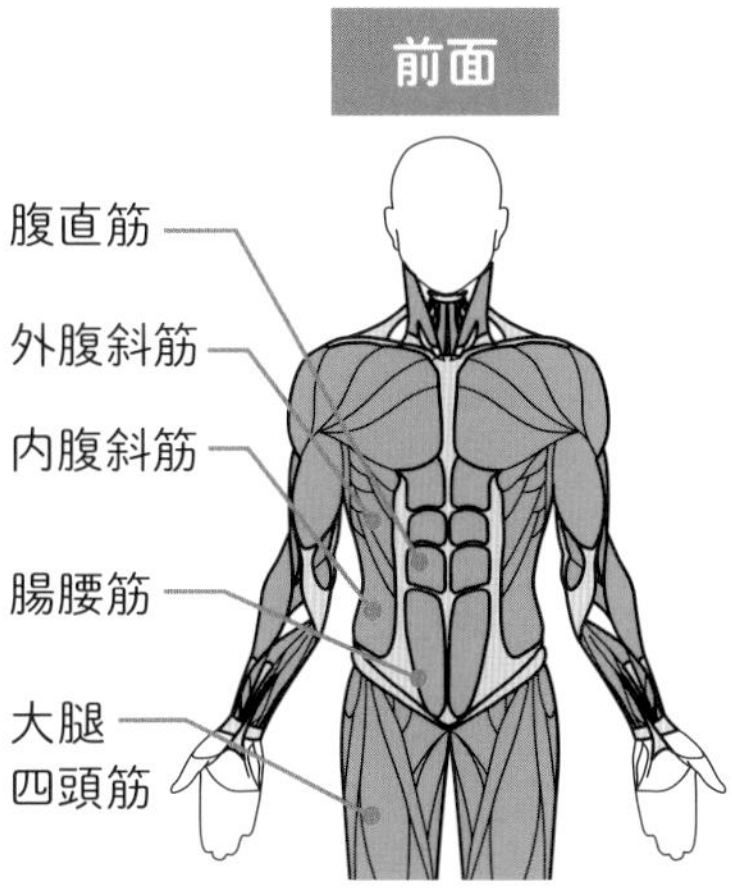

1

5秒×3回

体をねじって背面を伸ばすことで広背筋や脊柱起立筋をケアする

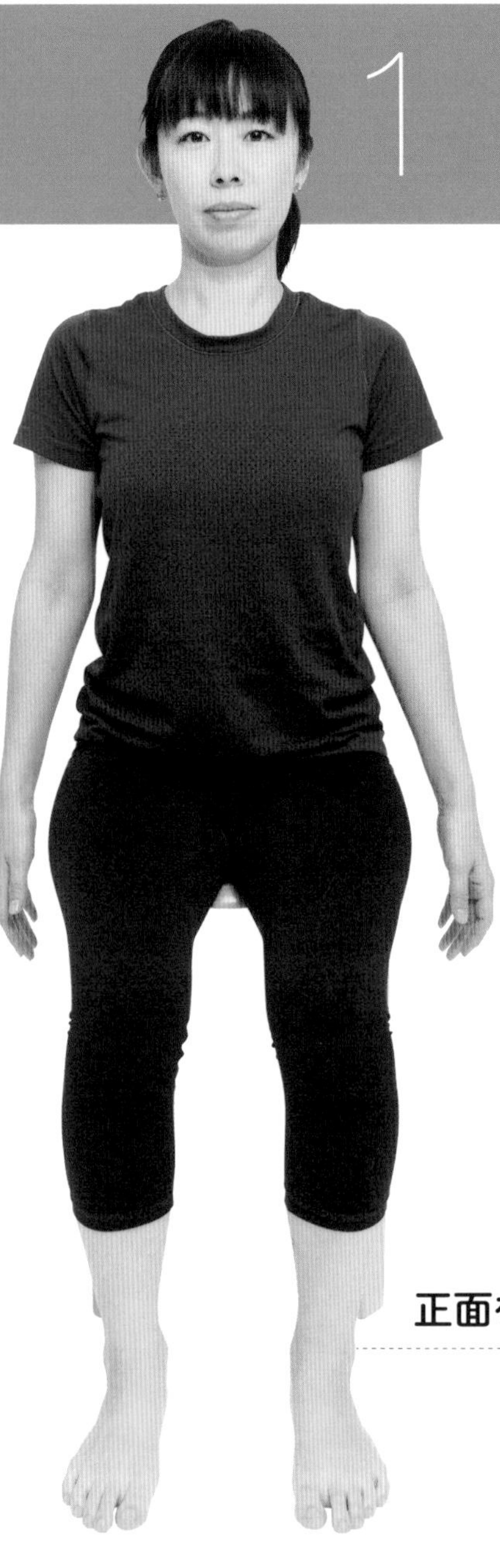

正面を向いて力を抜きます。

2

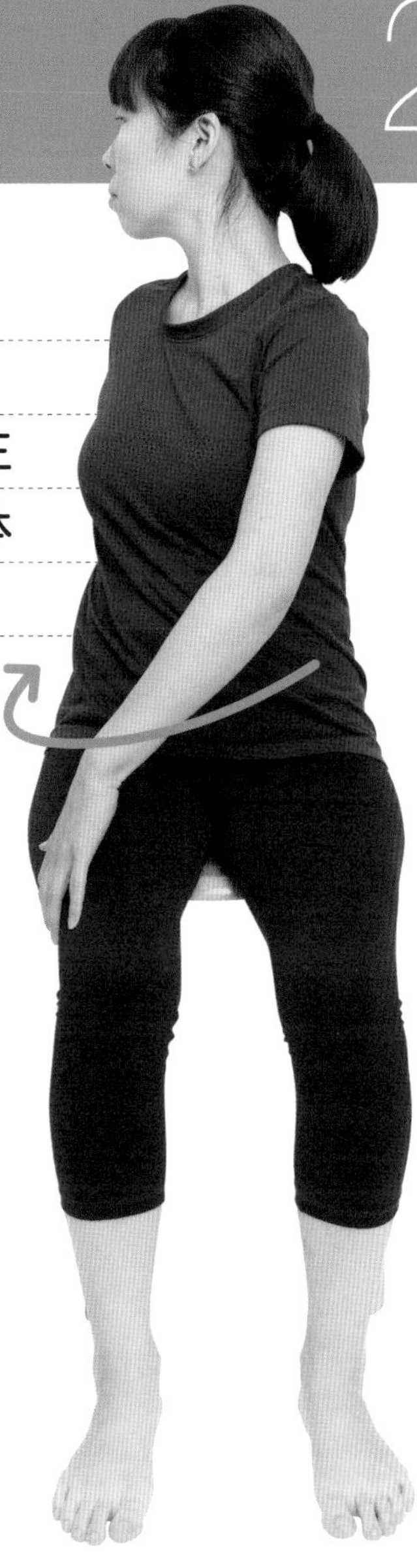

一方の側に身体をねじりこみ、5秒キープ。力を抜きながら正面に戻したあと、反対側に体をねじり5秒キープ。

Point

椅子やベッドに座った状態で正面を向きます。上半身を片方にねじり、痛気持ちいいと思える箇所で5秒数え、5秒たったら力を抜いて元に戻りましょう。それが終わったら反対にねじります。左右3回ずつ行い、首から背中全体の筋肉のゆるみを確認してください。

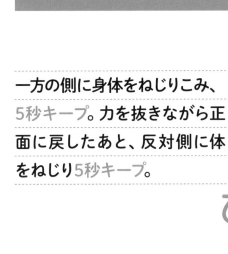

猫のポーズをまねすることで上半身の筋肉と骨盤周辺を伸ばす

1

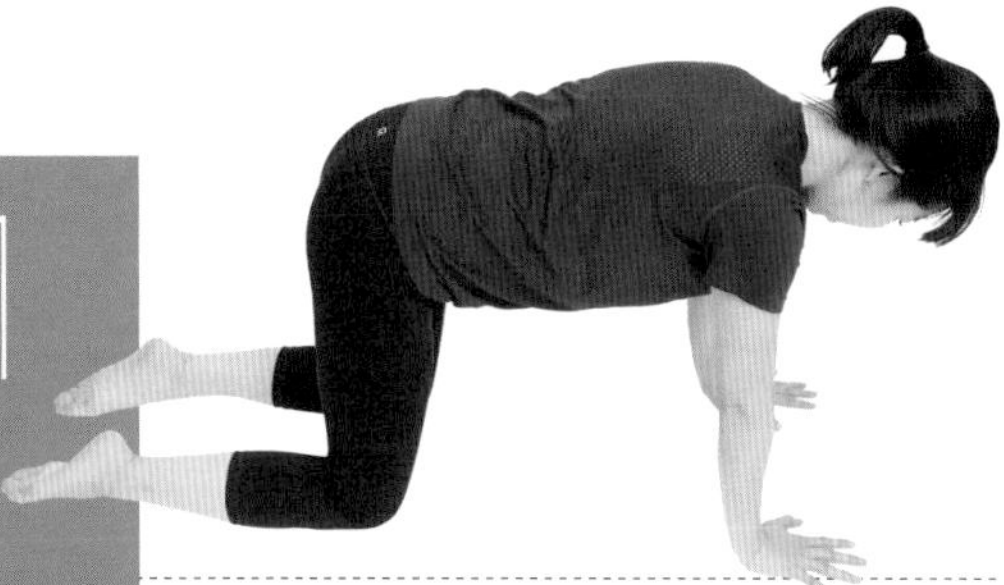

両手両足を床につけ、背中と床を平行にする。

2

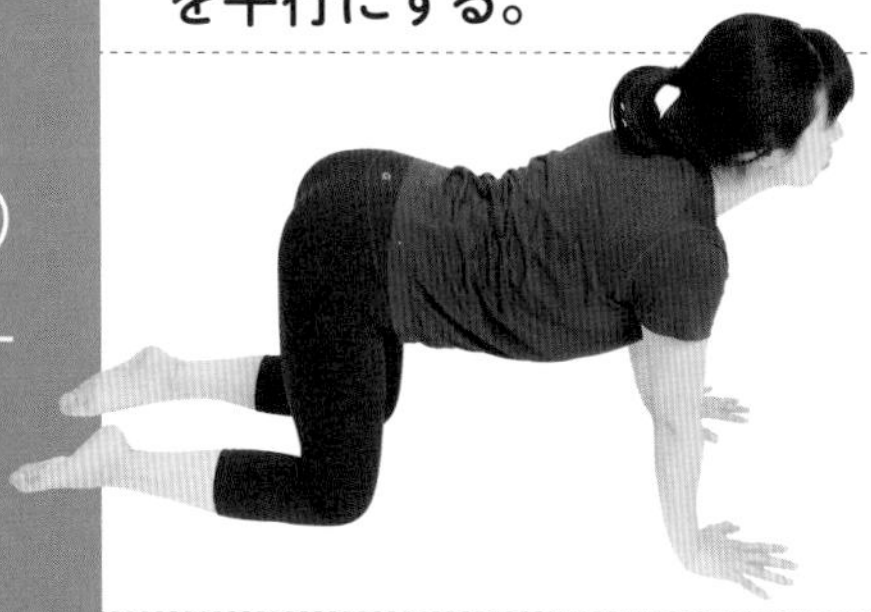

骨盤を前に倒すイメージでお腹を下に落とし、10秒キープ。

※腰をそらせると痛い人は行わない

3

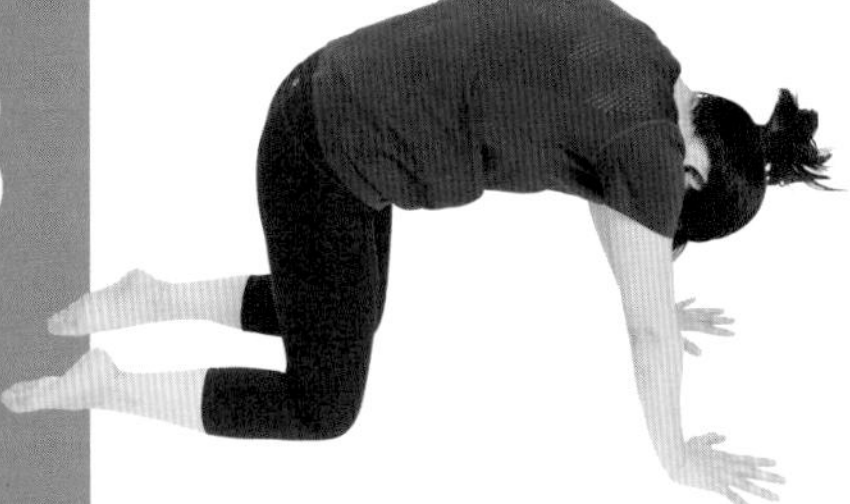

お腹を持ち上げ、背中を丸めながら伸ばす。猫が背中を丸めるイメージで。

5回繰り返す

Point

背中を曲げるのではなく、骨盤を落としたり上げたりするイメージで猫のように柔軟に動いてみましょう。

テーブルを使って背中を伸ばし椎間板への負荷を軽減する

Point

マッサージなどで行われる首の牽引と同様の要領で、背骨を牽引するイメージで伸ばします。このケアにより椎骨と椎骨の間が広がり、椎間板への負担が軽くなります。

テーブルや椅子を背にして立ち、端を両手で持つ。両腕の力で体を支えながら、腰の力を抜いて、両足を伸ばして体を落とす。腕が痛くならない程度、静止。

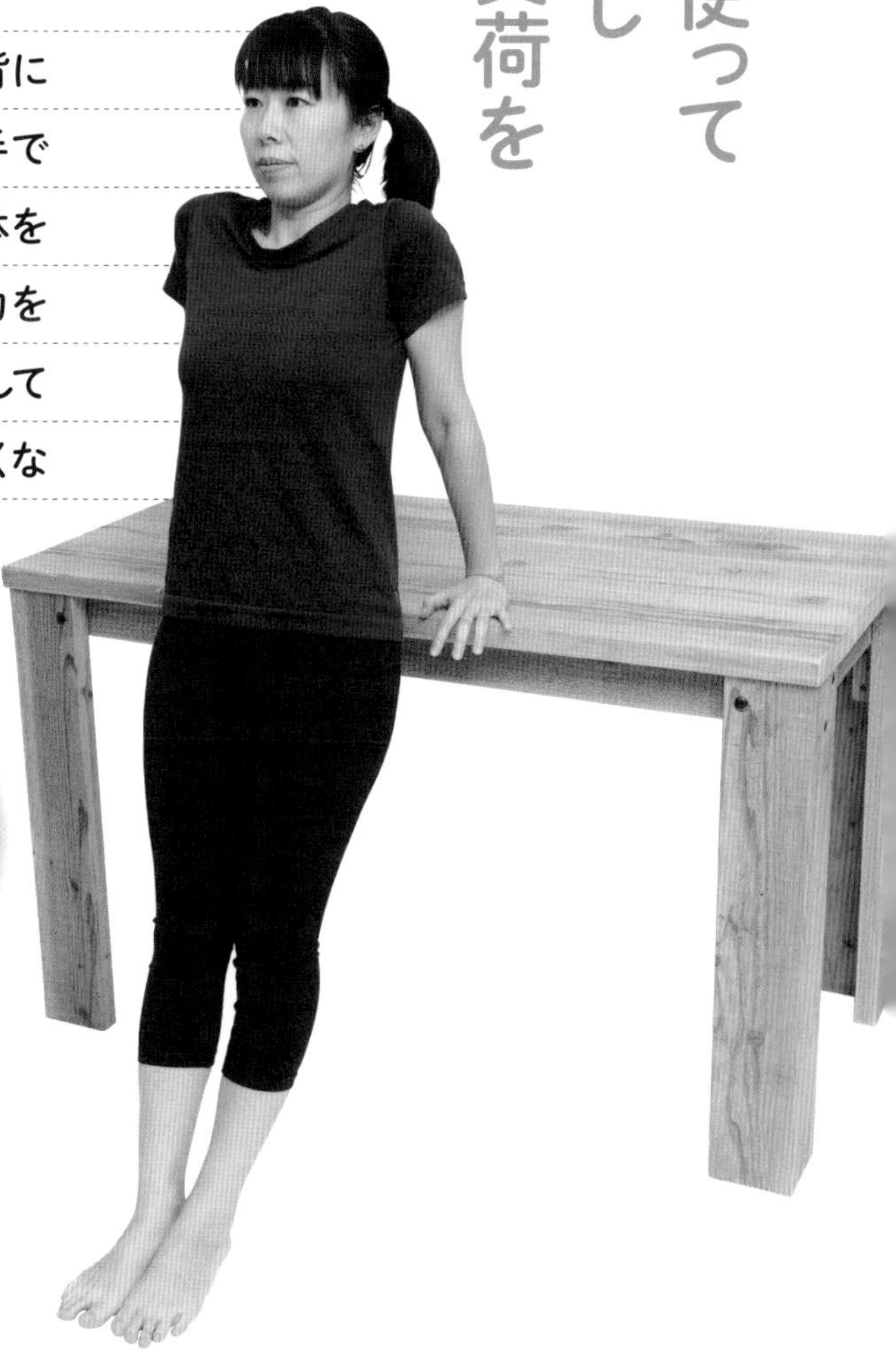

頑丈で固定されたテーブルや椅子を使いましょう。

1

5秒×3回

腕や肩を伸ばして肩甲骨の可動域を広げる

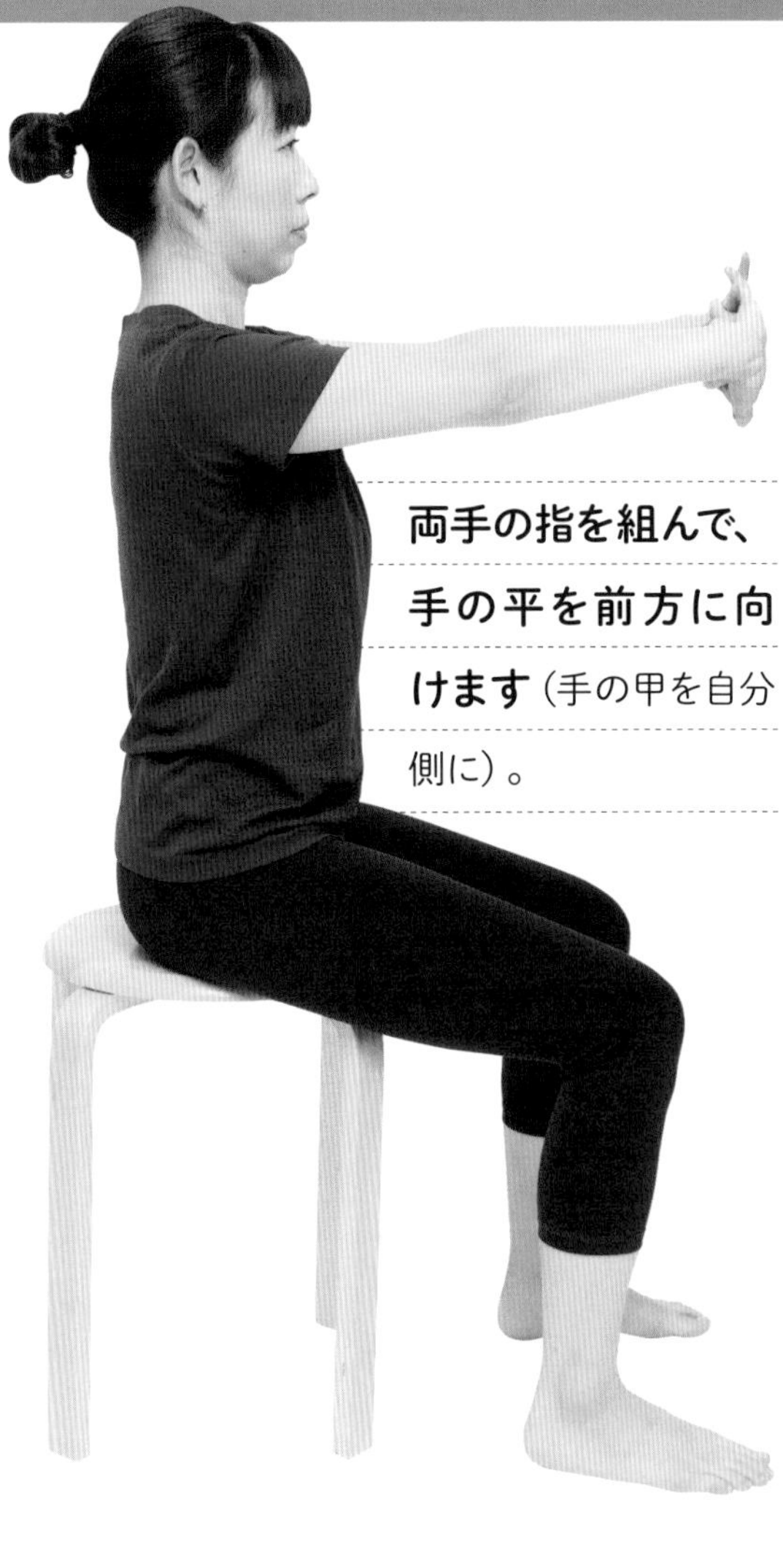

両手の指を組んで、手の平を前方に向けます（手の甲を自分側に）。

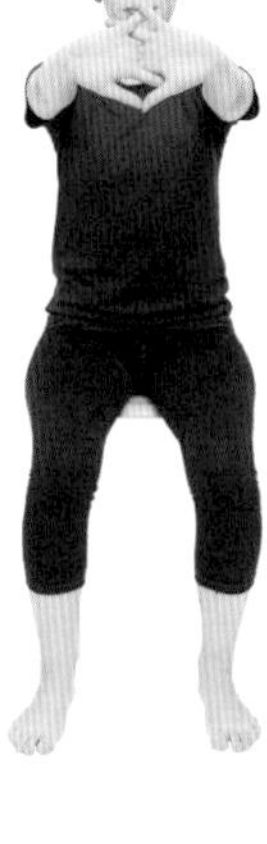

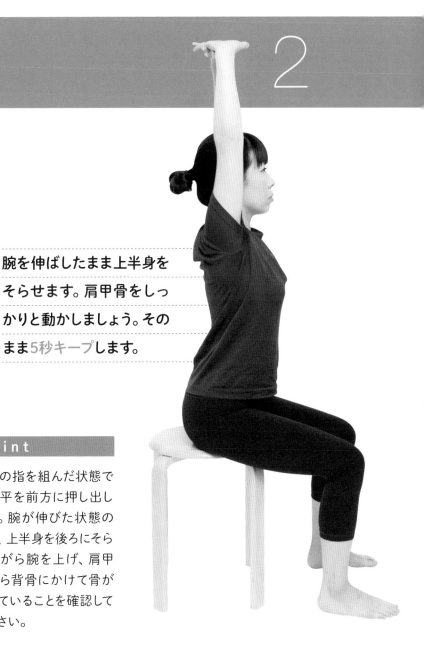

2

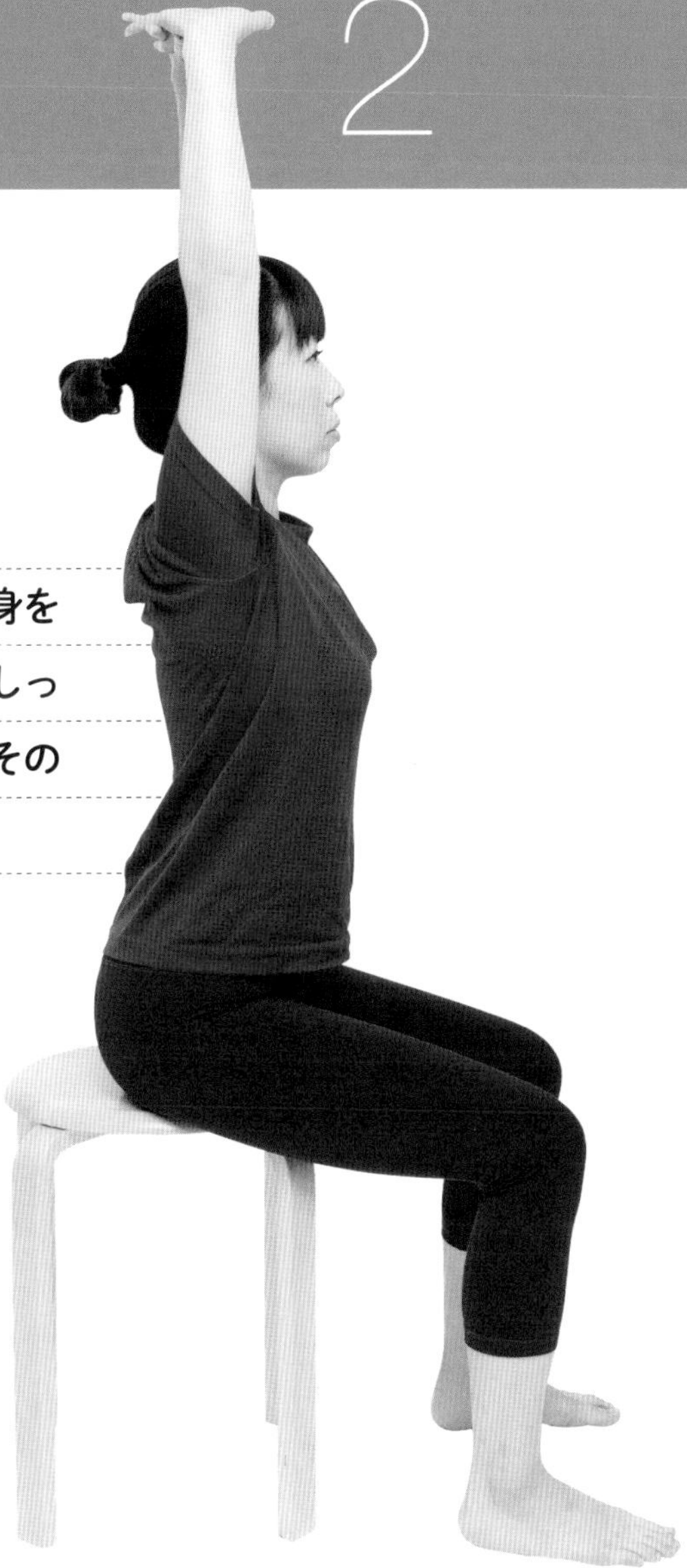

腕を伸ばしたまま上半身をそらせます。肩甲骨をしっかりと動かしましょう。そのまま5秒キープします。

Point

両手の指を組んだ状態で手の平を前方に押し出します。腕が伸びた状態のまま、上半身を後ろにそらせながら腕を上げ、肩甲骨から背骨にかけて骨が動いていることを確認してください。

肩甲骨をほぐすことで肩関節の可動域を広げる

両腕を開いて閉じる

1

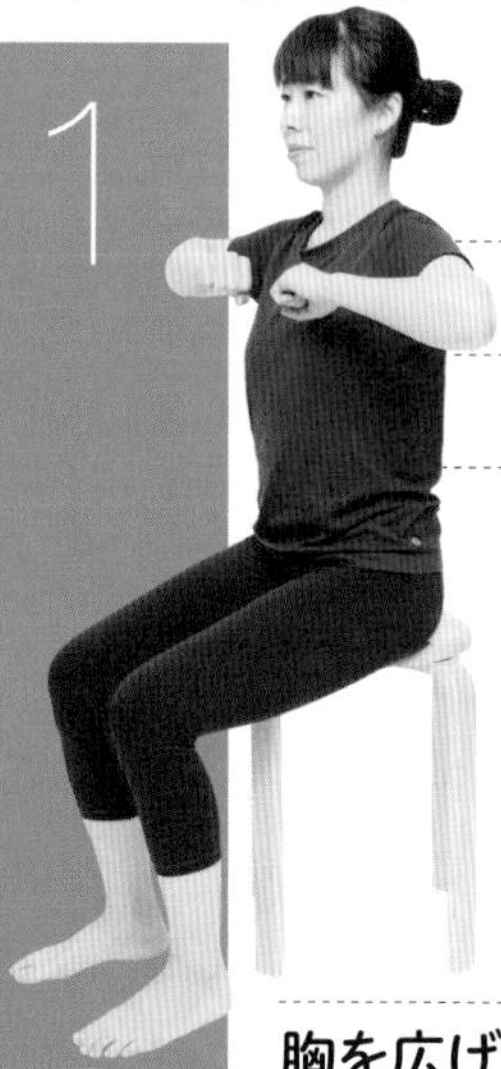

椅子に座り、腕を曲げて肩を水平に保つ。

2

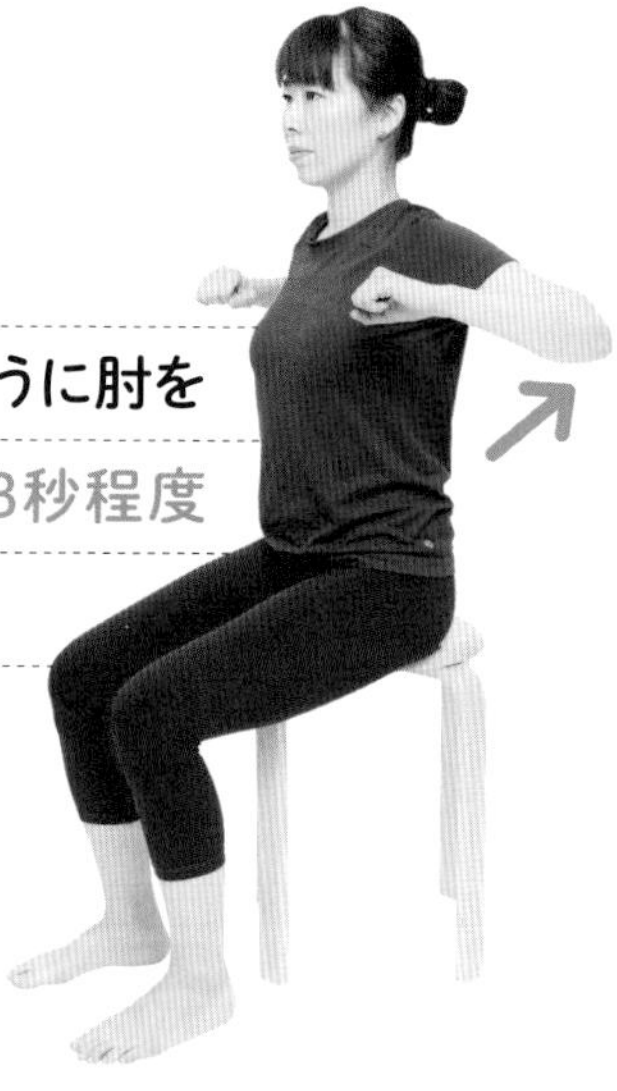

胸を広げるように肘を後ろに引き、3秒程度キープ。

3

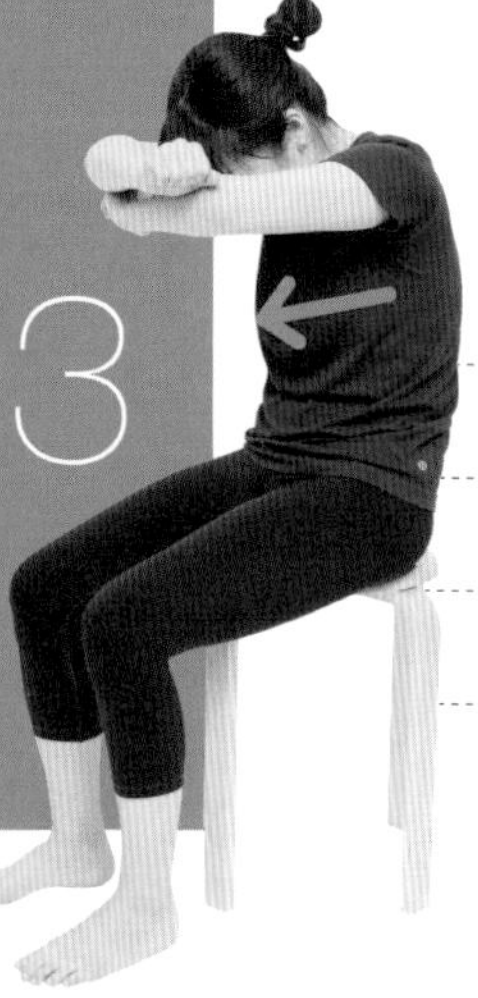

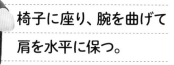

背中を丸めるようにしながら、腕を前に戻して体を閉じる。

5回繰り返す

両腕を回す

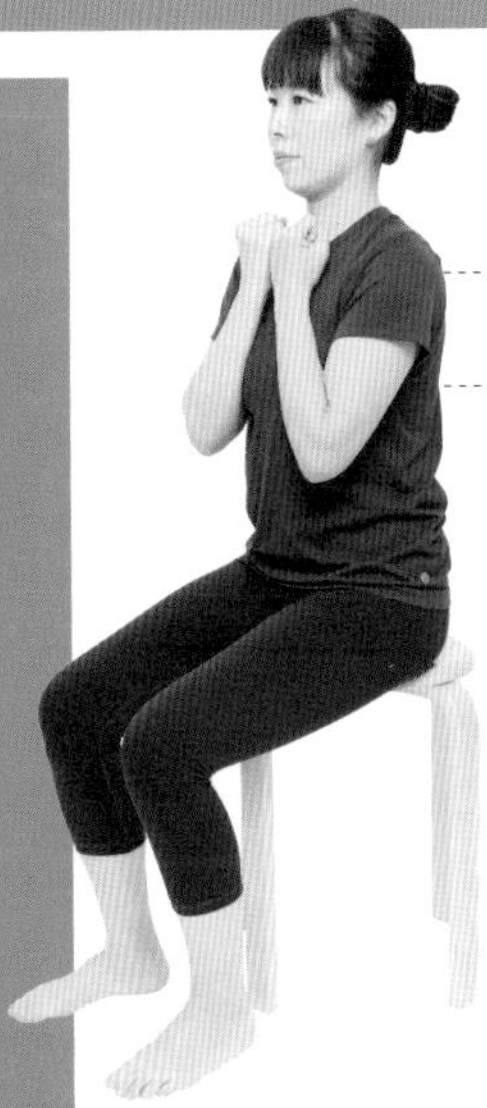

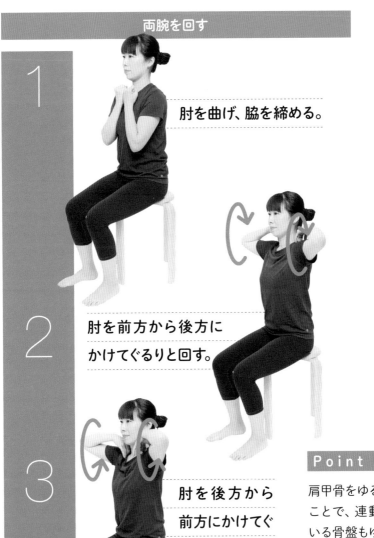

1

肘を曲げ、脇を締める。

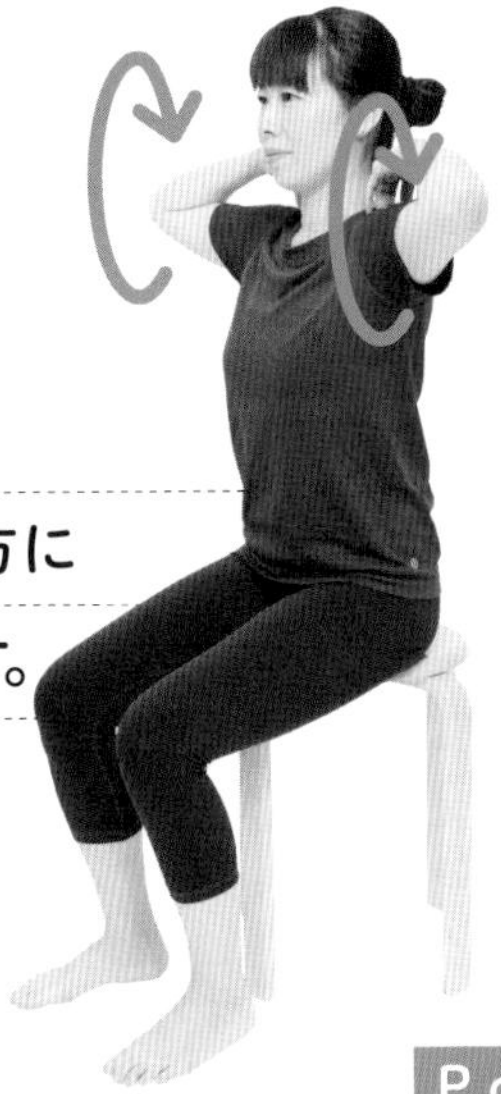

2

肘を前方から後方にかけてぐるりと回す。

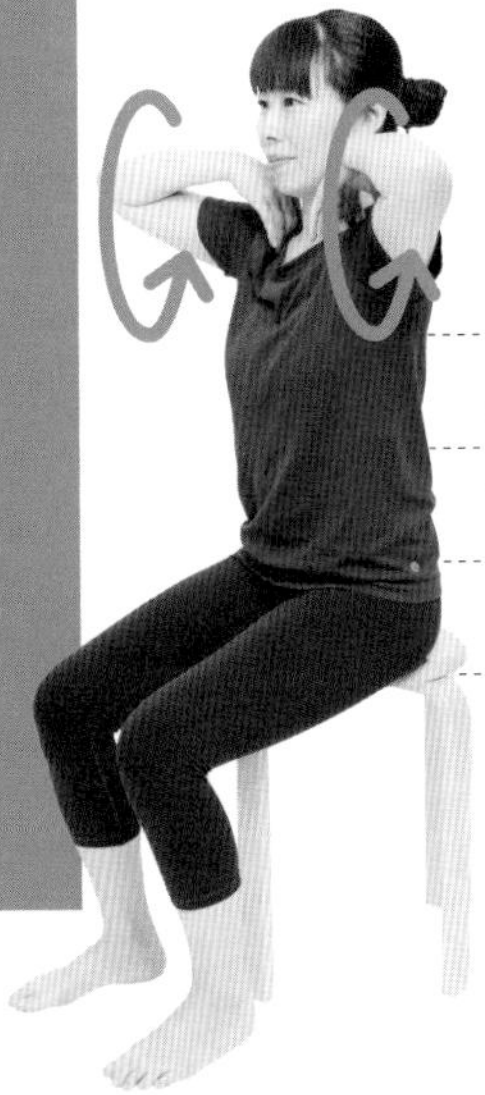

3

肘を後方から前方にかけてぐるりと回す。

Point

肩甲骨をゆるめることで、連動している骨盤もゆるむようになってきます。しっかりと肩甲骨を動かしましょう。

鎖骨をほぐしながら肩を回して骨盤を整える

1

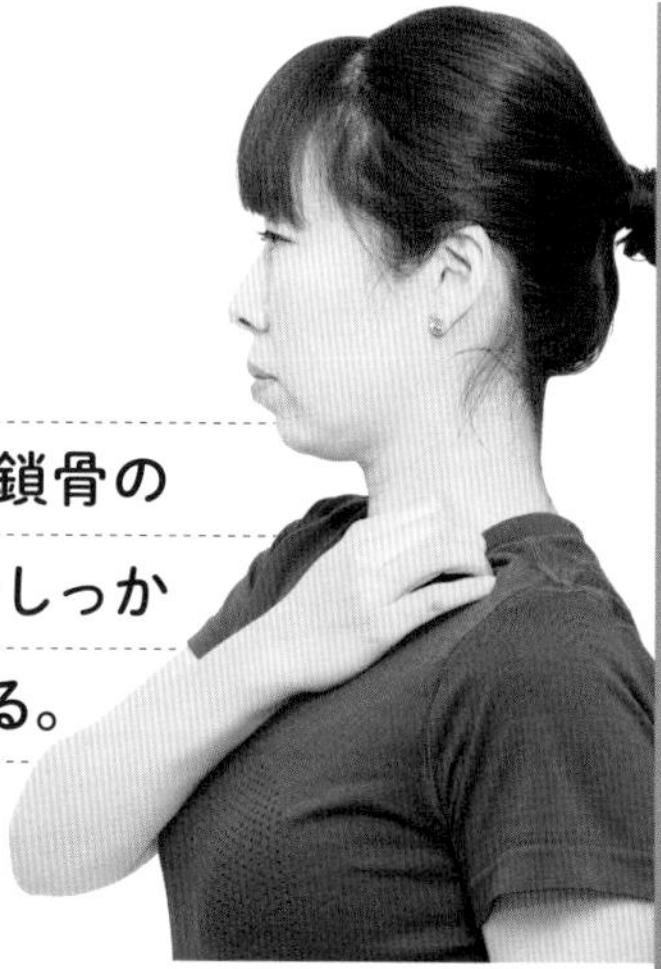

指先で、鎖骨のくぼみをしっかりと抑える。

2

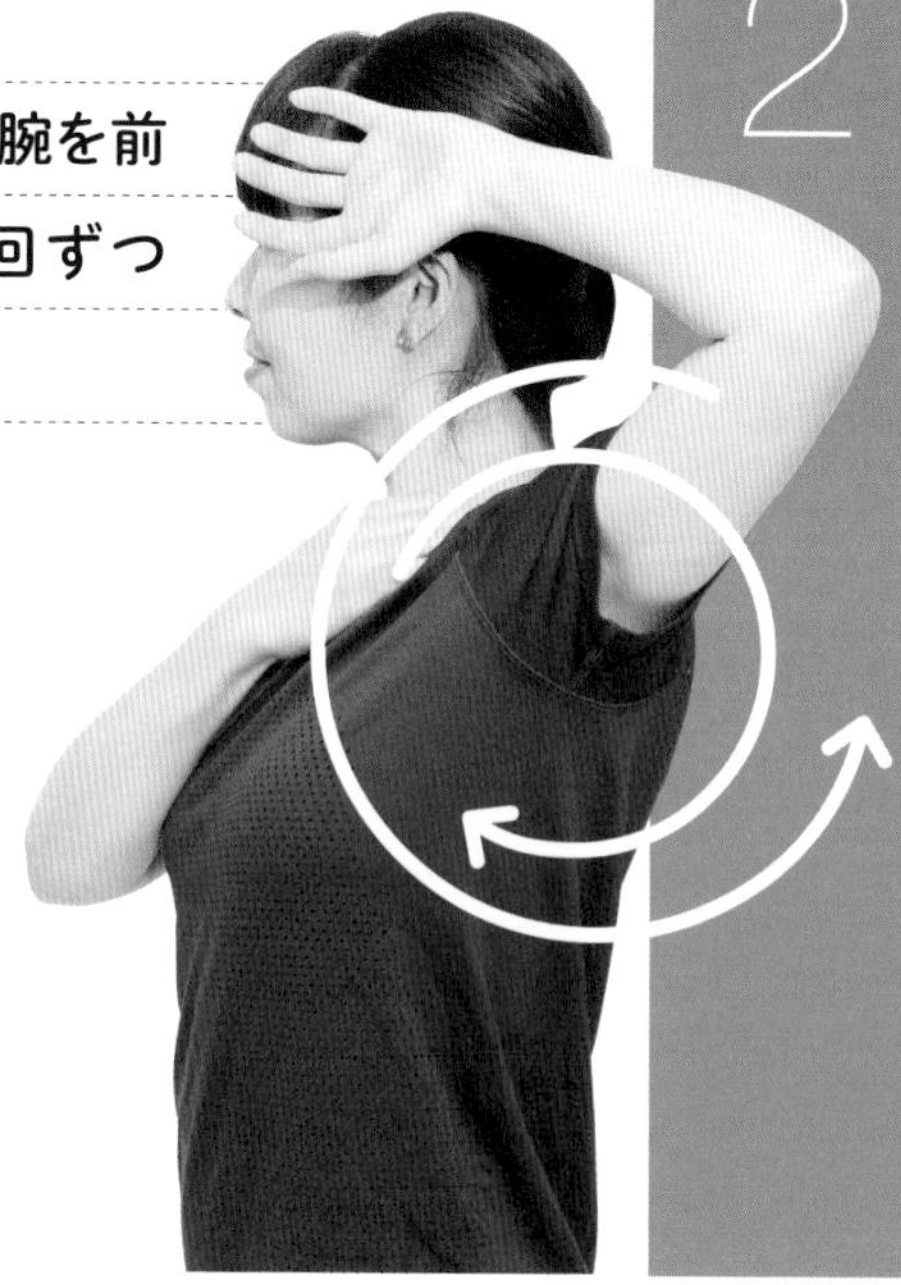

そのまま腕を前後に10回ずつ回す。

Point

鎖骨のくぼみの部分に指を押しつけて腕を回すことで、鎖骨のまわりがゆるんでいきます。骨盤まわりも連動してほぐれていく効果もあります。

膝を立てて左右に揺らし 右半身と左半身のバランスを調整

Point

寝る前や朝起きるときに効果的な運動。寝転んでリラックスし、立てた膝を左右に揺らすだけです。

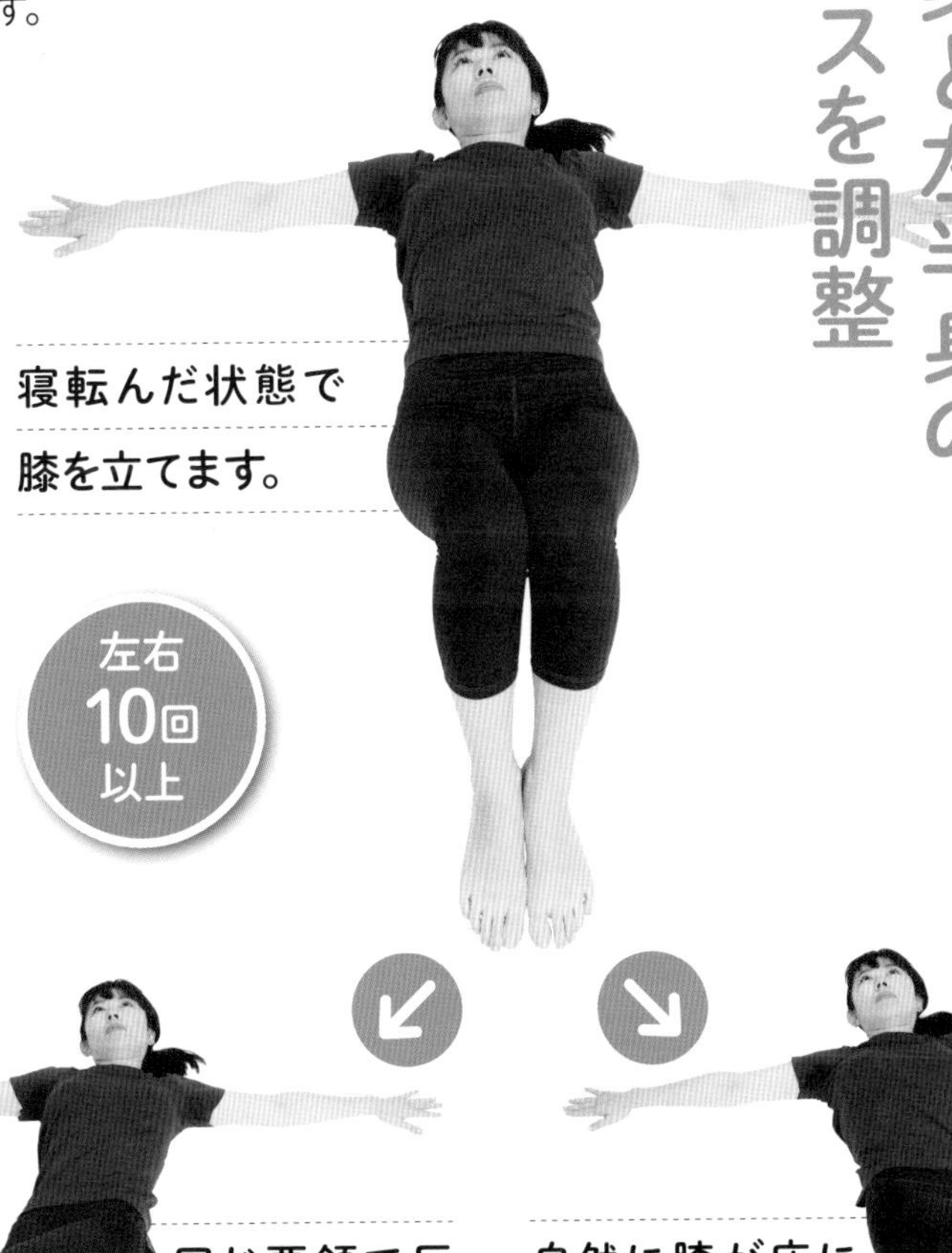

寝転んだ状態で膝を立てます。

左右10回以上

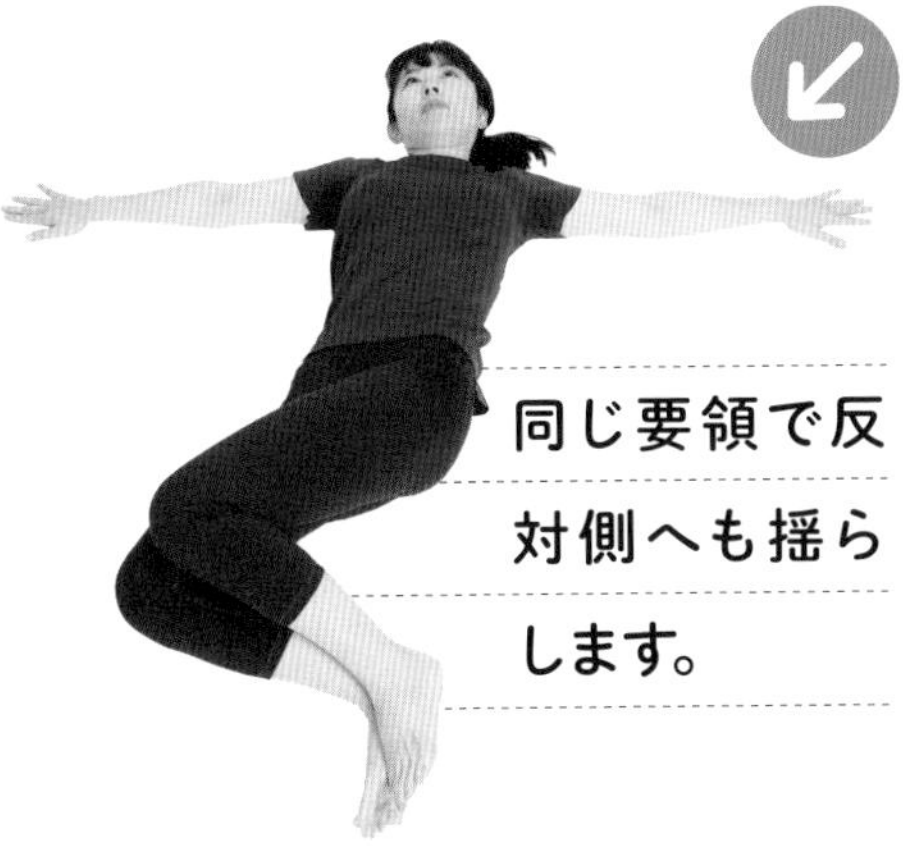

同じ要領で反対側へも揺らします。

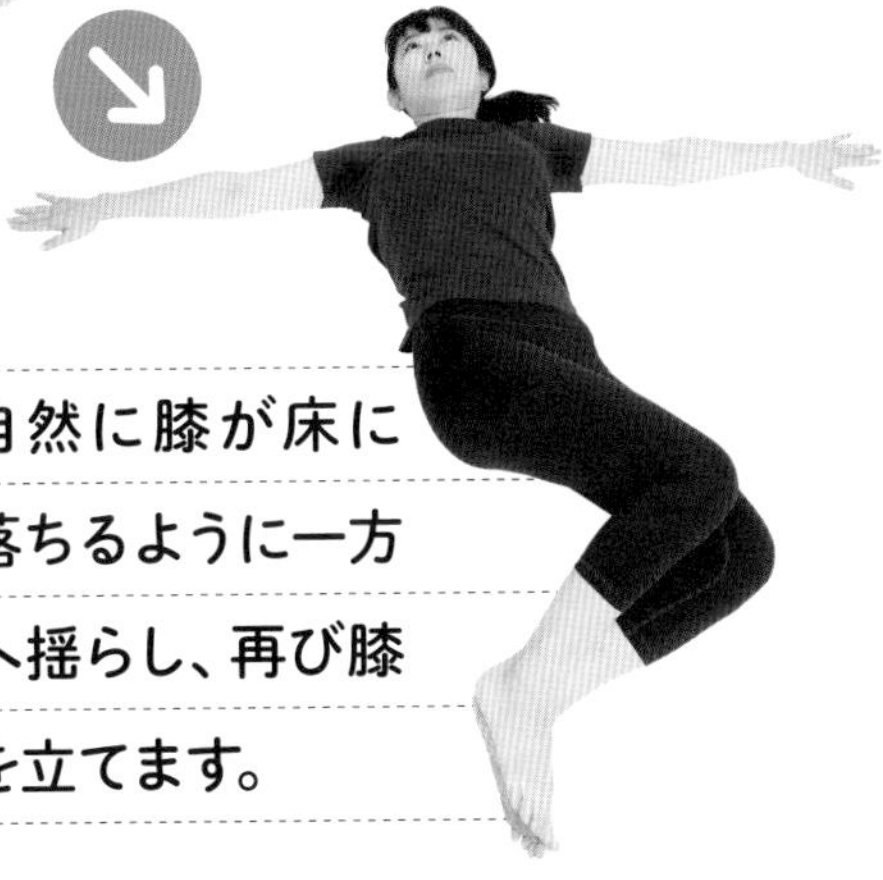

自然に膝が床に落ちるように一方へ揺らし、再び膝を立てます。

1

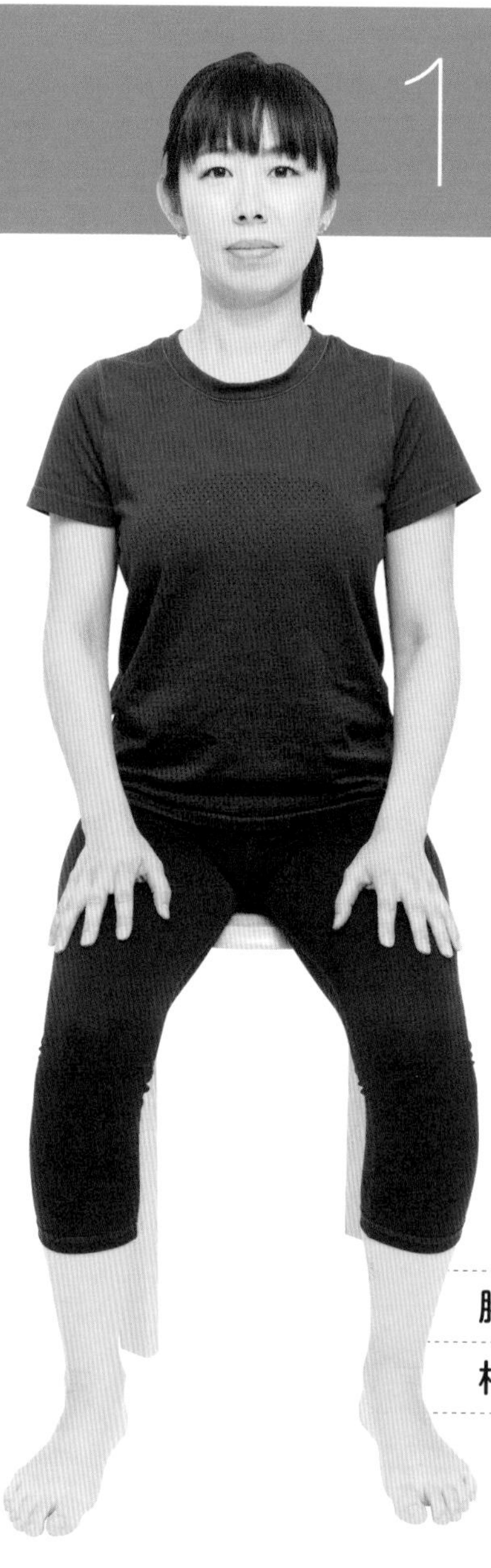

背中周辺を伸ばすことで緊張をリセットする

膝が十分に曲げられるような椅子に座ります。

5秒キープ 2

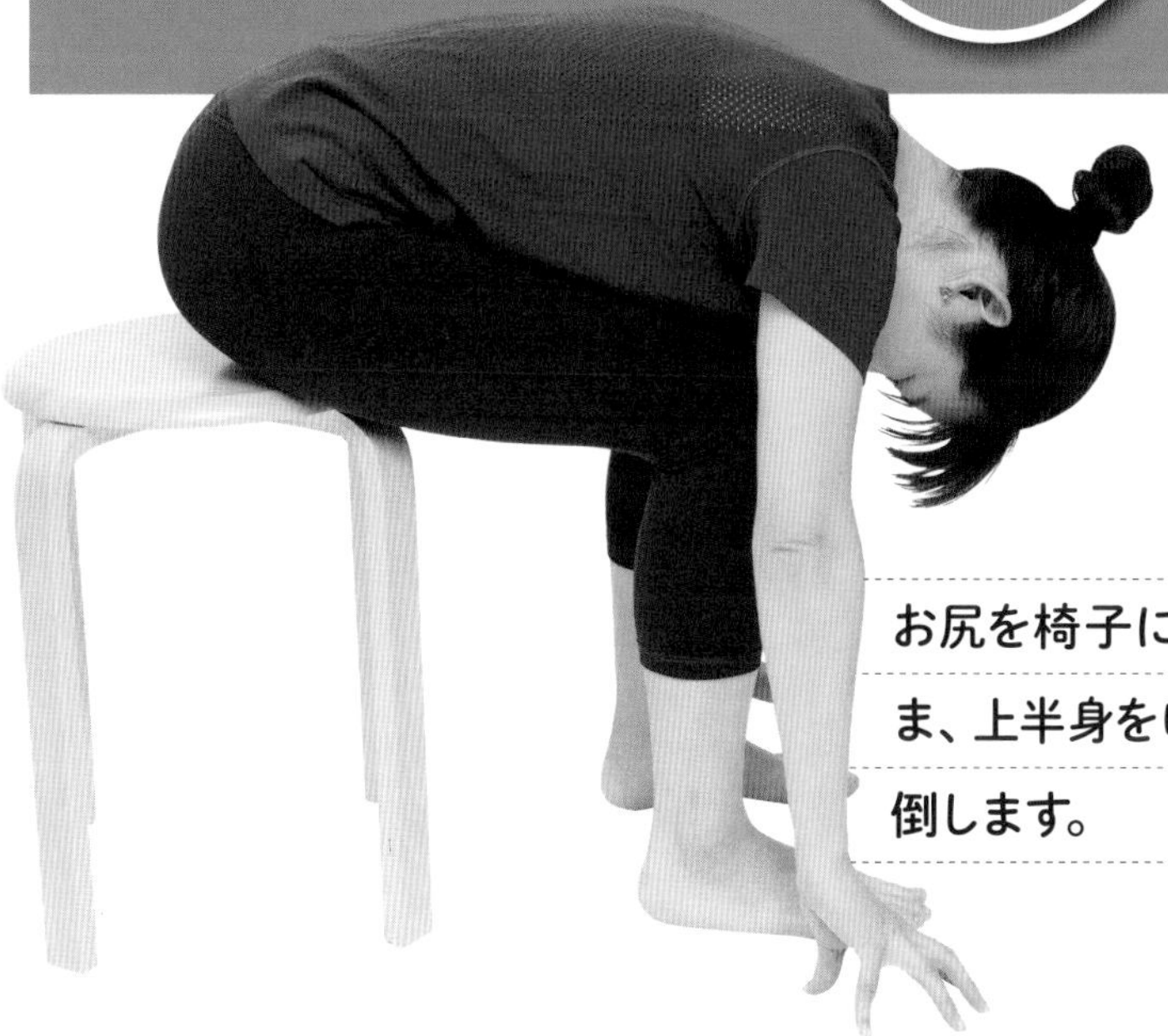

お尻を椅子につけたまま、上半身をゆっくりと倒します。

膝の間まで頭を入れます。

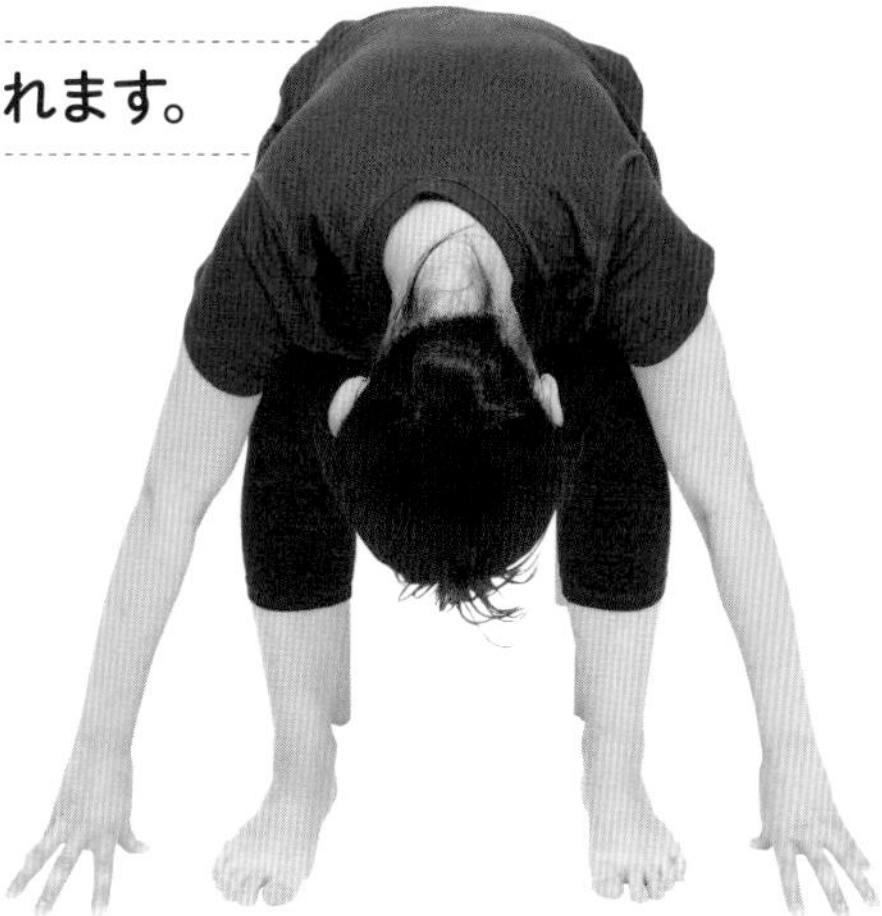

Point

椅子に座った状態でゆっくりと上半身を前に倒し、背中を丸めるイメージで膝と膝の間に頭を入れこみます。背中が伸びている感覚を確認しましょう。

1

体の側面を伸ばし硬くなった脇や腰をゆるめる

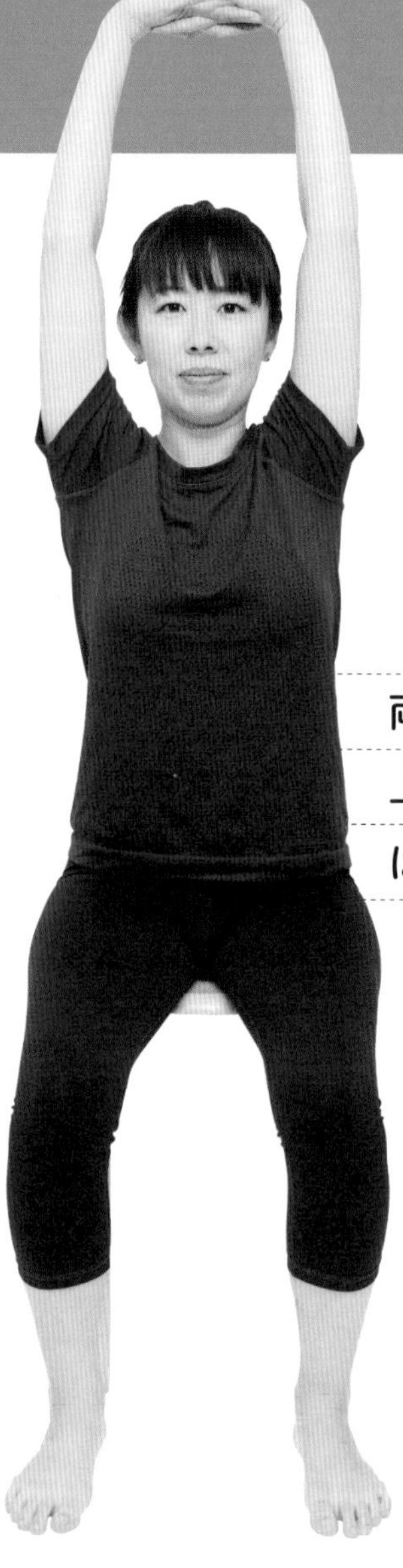

両手を組んで上に向けて伸ばします。

Point

両手を組んで上に向けて伸ばし、その状態で体を左右に倒していきます。体の側面がしっかりと伸びている意識を持ちましょう。

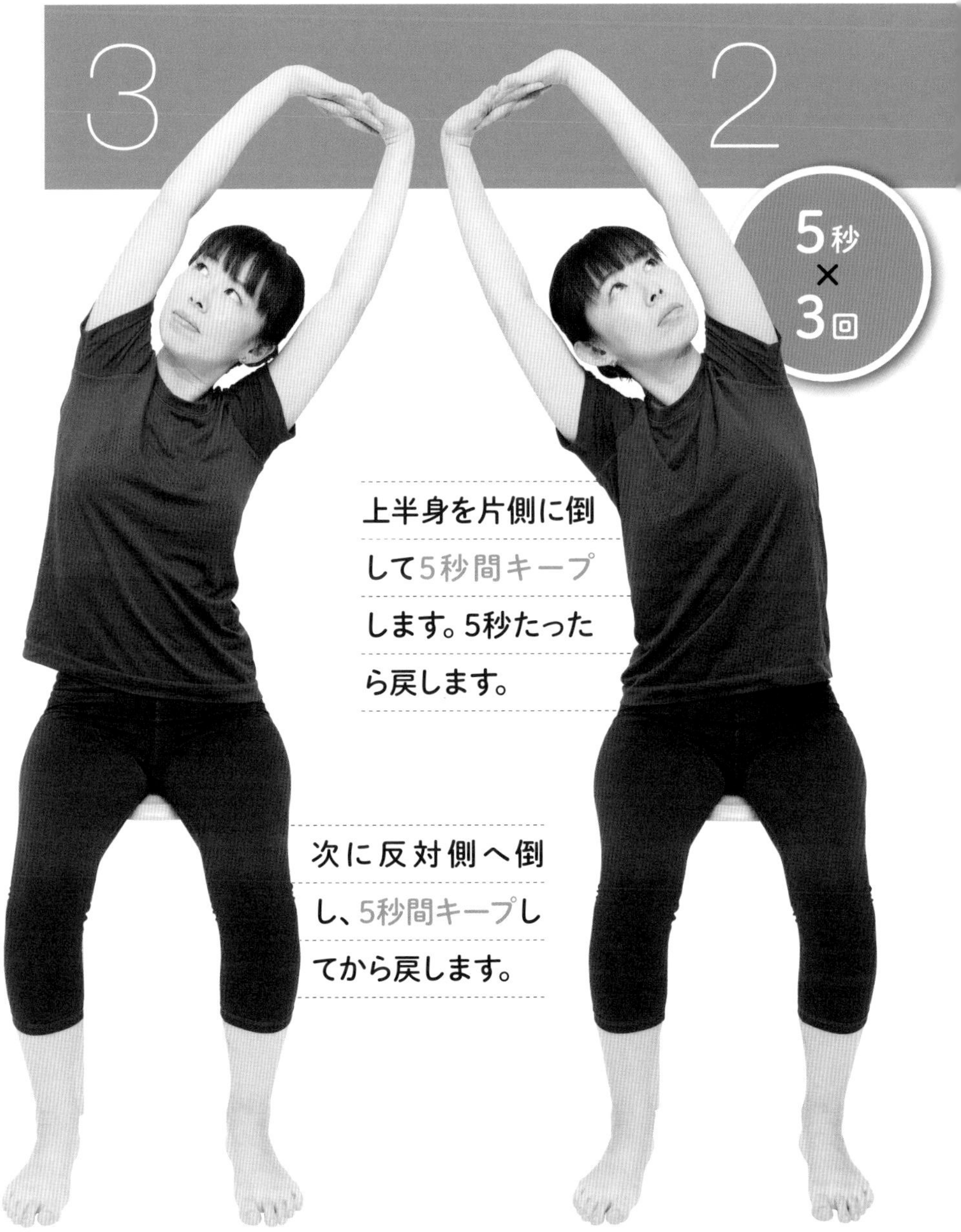

上半身を片側に倒して5秒間キープします。5秒たったら戻します。

次に反対側へ倒し、5秒間キープしてから戻します。

背中を丸めることで脊柱管を広げる

1

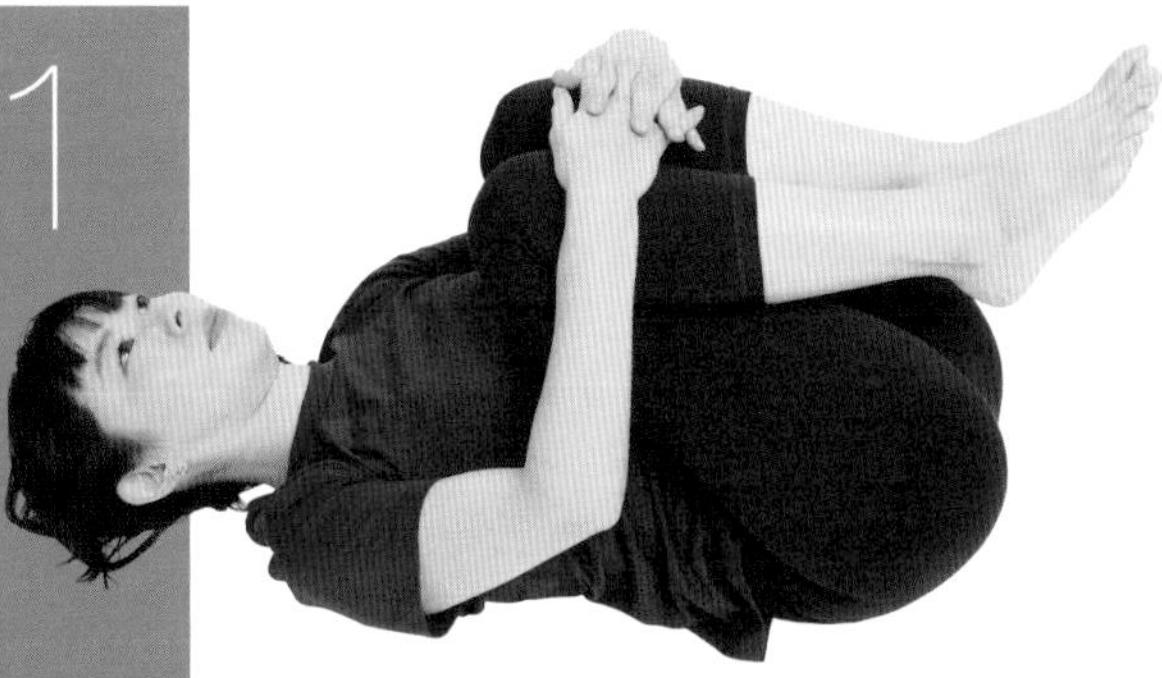

仰向けに寝て、両手で膝を抱えて固定させます。

2

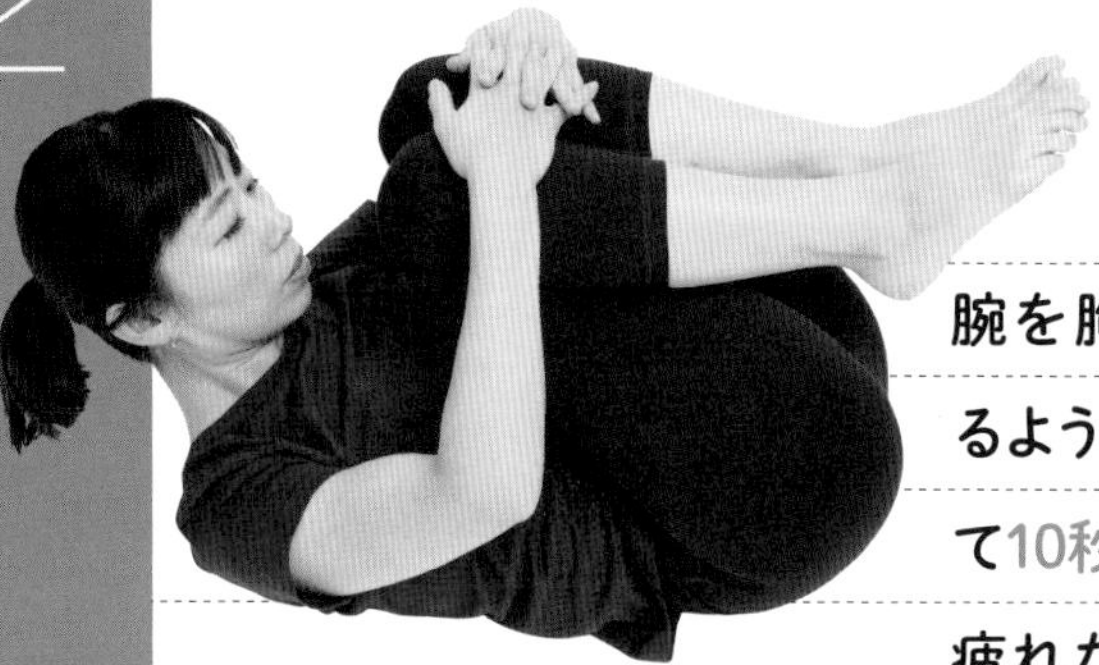

腕を胸に引き寄せるように背中を丸めて10秒静止します。疲れない程度に繰り返します。

Point

背中を丸めると、広背筋や太ももの筋肉がゆるみます。さらに脊柱管も広がりますので、痛みがある人は特に楽になります。両足を上げるのがつらい人は、片足ずつ交互にやってもOKです。片足ずつ行う場合は、足がつけ根から横に動くよう意識しましょう。

身近にある棒を使って ふくらはぎをほぐす

1

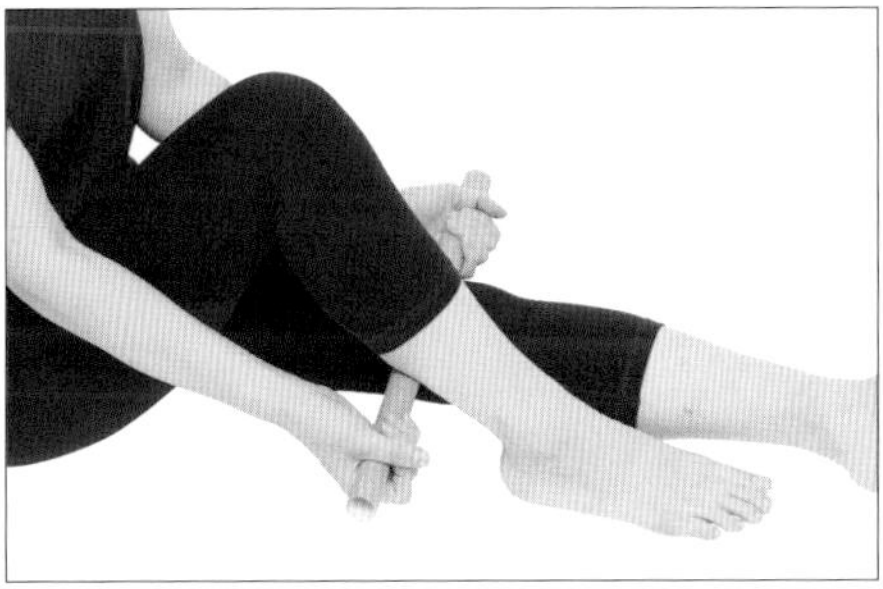

床に座って片足の膝を立て、ふくらはぎに棒をあてます。足首に向かって押しながら降ろします。痛気持ちいい程度が理想です。

2

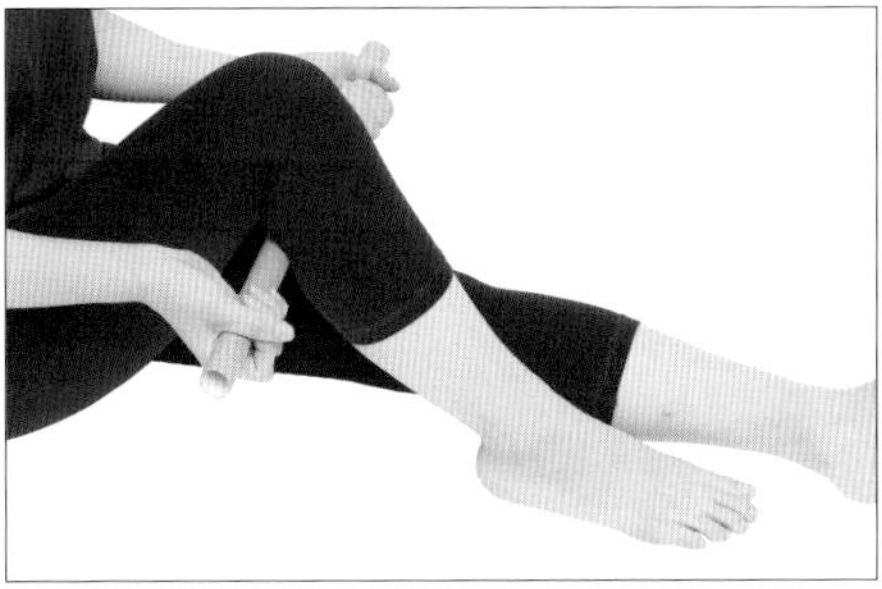

同様に足首から膝裏まで押しながら上げていきます。

Point

ふくらはぎが硬くなってしまうと、腰まわりの筋肉もこわばってしまいます。身近にあるすりこぎや麺棒などを使って、ふくらはぎをやわらかくほぐしましょう。

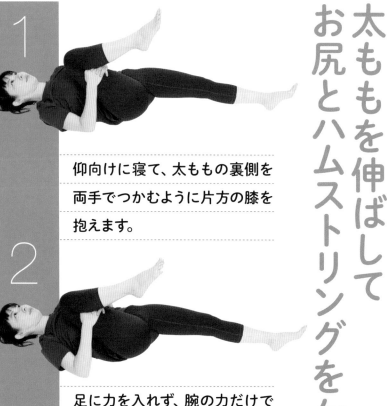

太ももを伸ばして お尻とハムストリングをケア

1

仰向けに寝て、太ももの裏側を両手でつかむように片方の膝を抱えます。

2

足に力を入れず、腕の力だけで足を胸に引き寄せます。10秒静止し、左右交代します。

Point

お尻や太ももの裏側の筋肉（ハムストリング）をゆるめることで、腰まわり全体がほぐれてきます。大きな筋肉なのでしっかりと伸ばしましょう。

3

Point

慣れてきたら、足を引き寄せた状態で左右に振ってみましょう。お尻と太ももの、また違う場所が伸びることを感じてください。

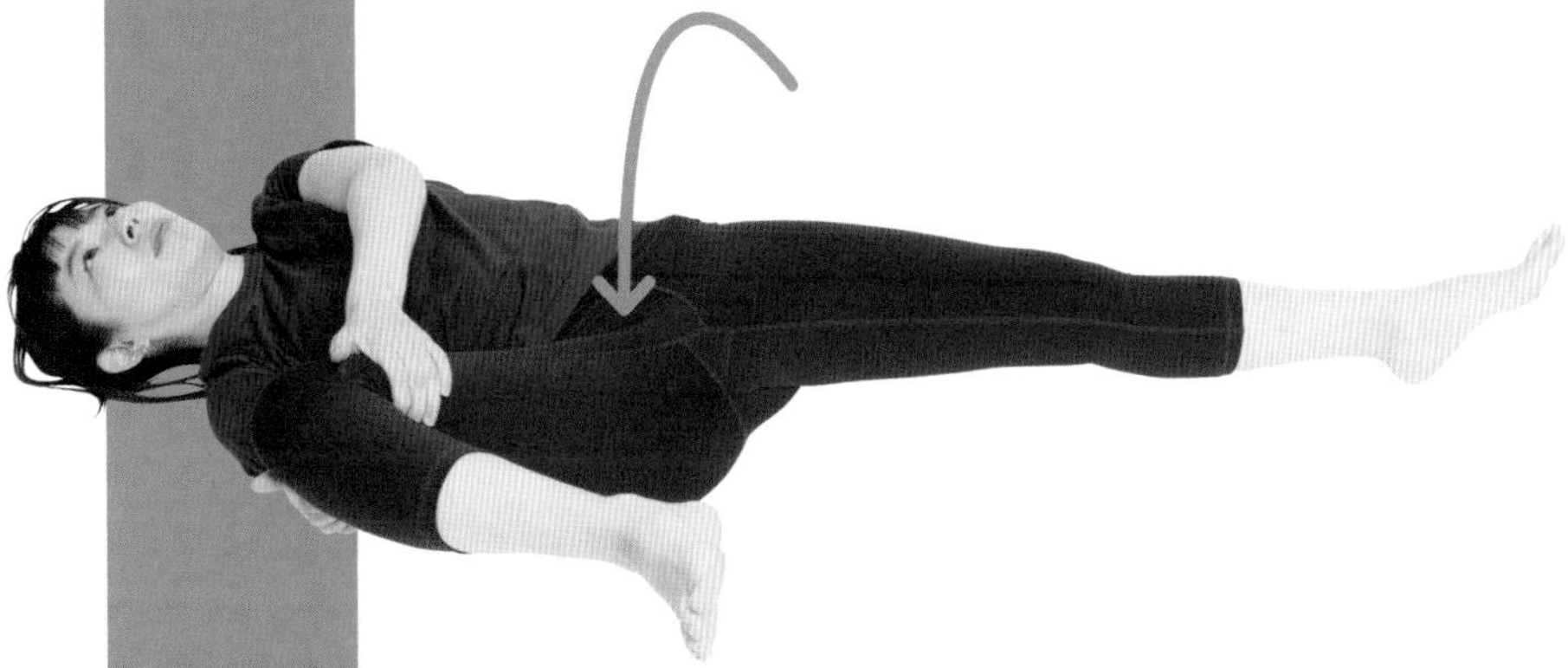

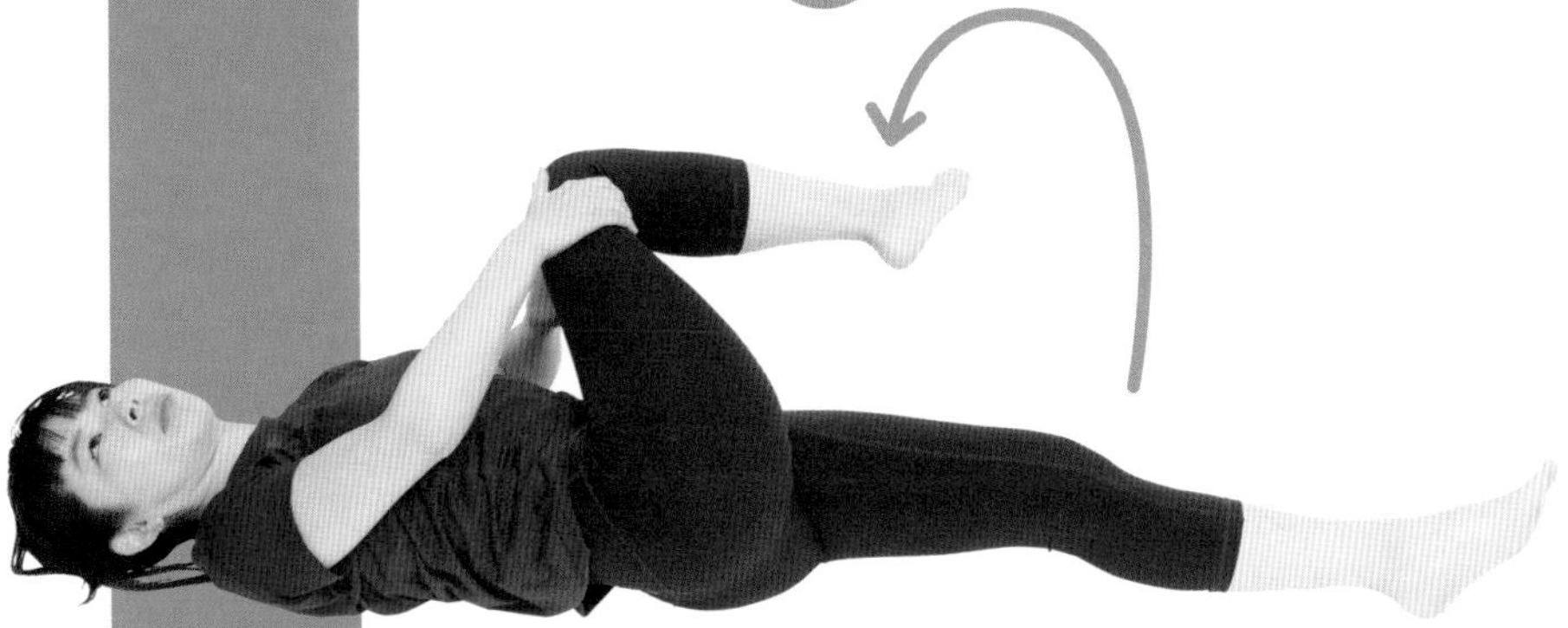

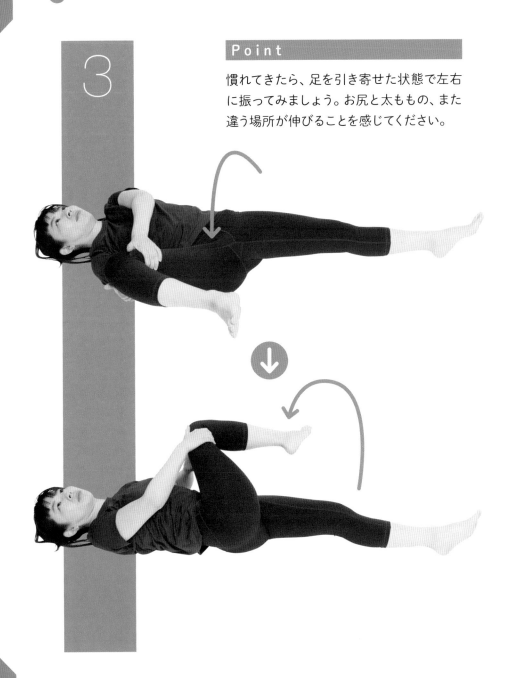

足とお尻の深層筋を刺激し 腰の筋肉をゆるめる

足首をほぐす

安定した椅子の上に片足を乗せ、膝を真っすぐに伸ばす。その状態でつま先を前後に動かす。両足それぞれ10回。

1

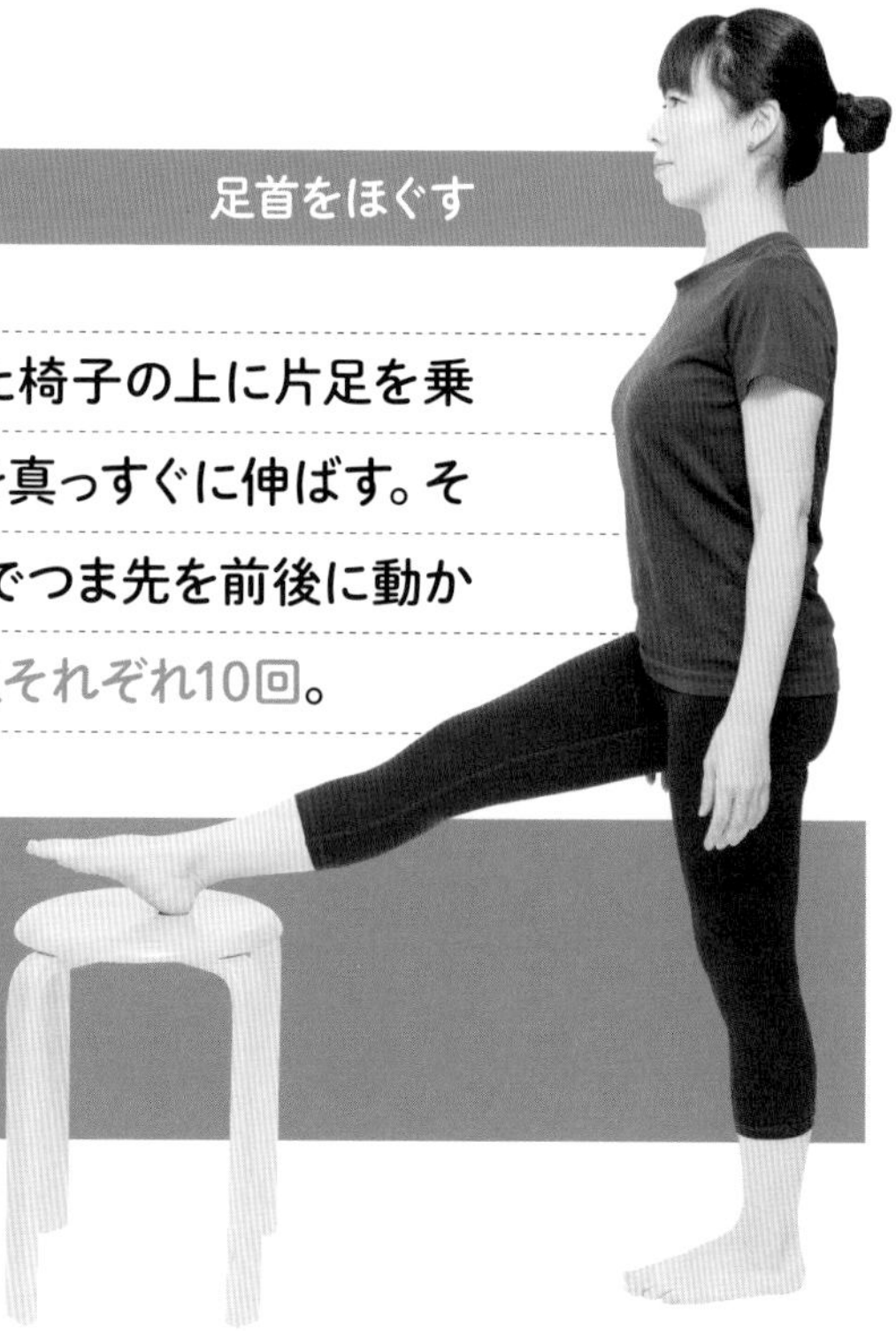

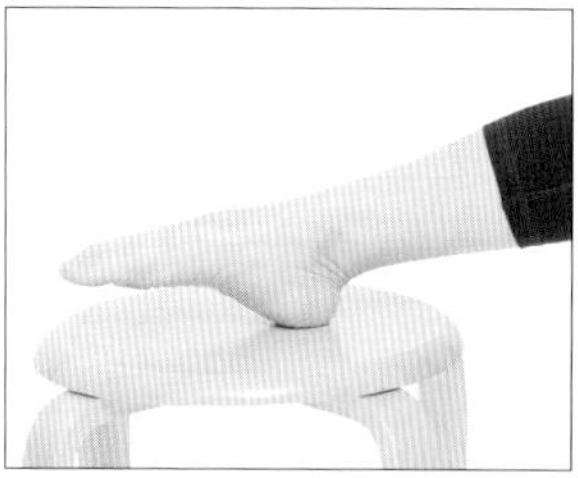

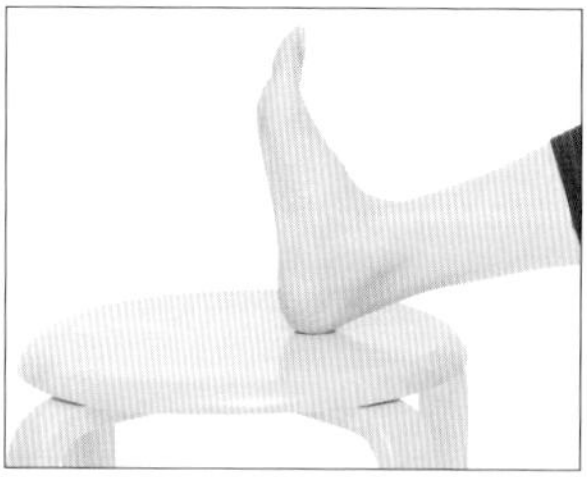

Point

足首やふくらはぎを伸ばしたいとき、体が硬い人はこのストレッチからはじめるとよいでしょう。腰まわりの筋肉をゆるめていきます。

足の後ろ側をほぐす

2

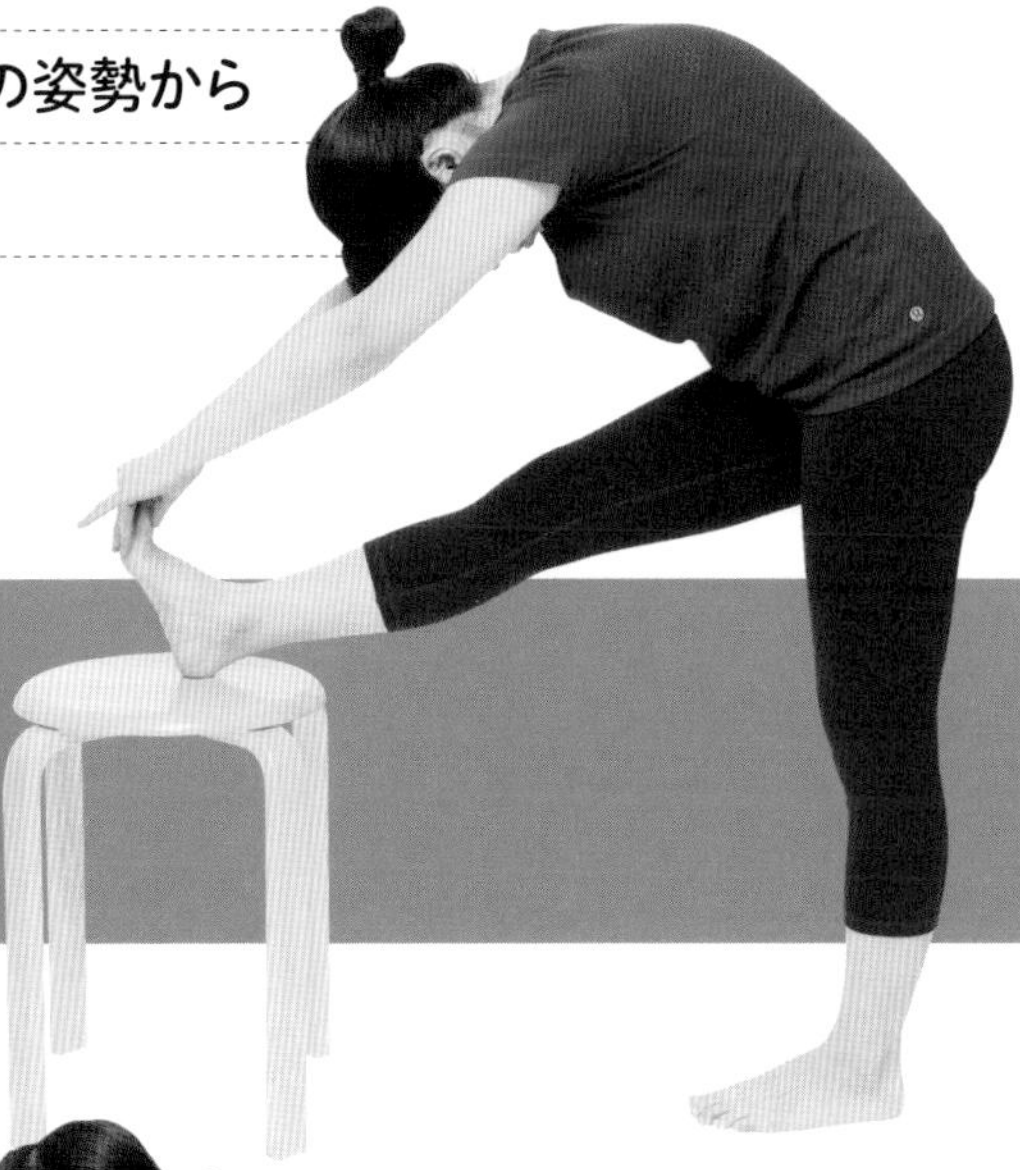

足首ほぐしの姿勢から前屈する。

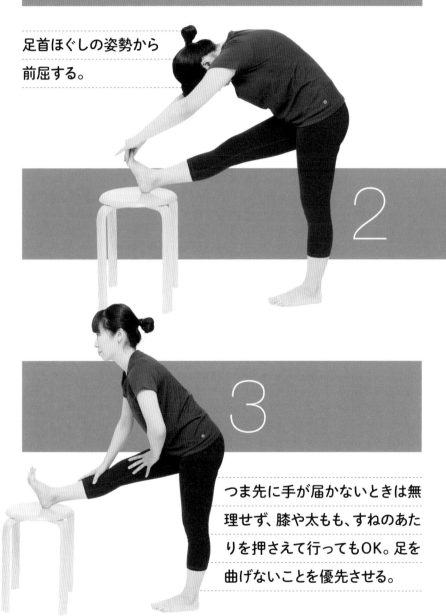

3

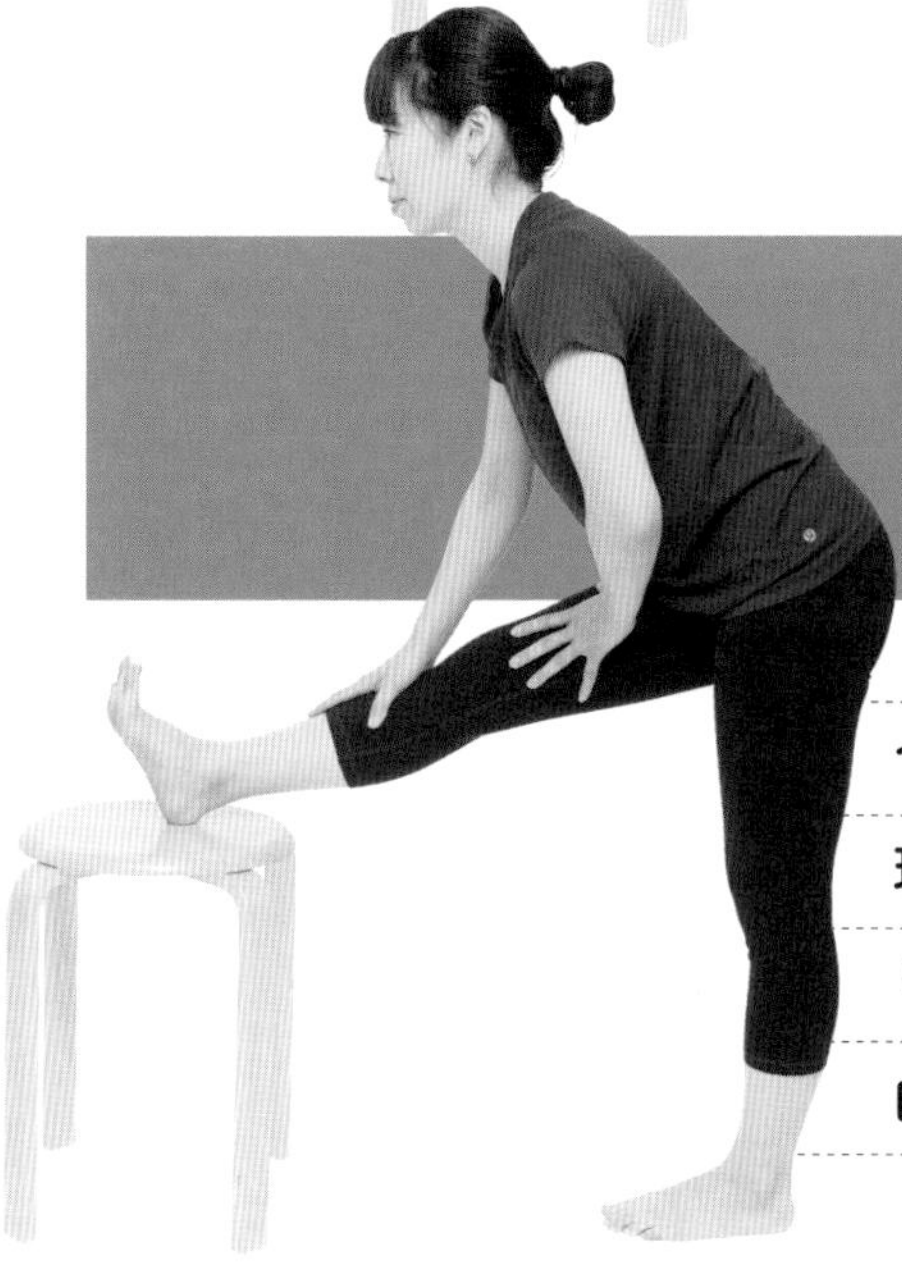

つま先に手が届かないときは無理せず、膝や太もも、すねのあたりを押さえて行ってもOK。足を曲げないことを優先させる。

床に座って安定した姿勢で腰の深層筋をゆるめる

足首をほぐす

床に座って、バスタオル枕を下に敷いた状態で膝を真っすぐに伸ばす。その状態でつま先を前後に動かす。ふくらはぎが動く感覚があればOK。両足それぞれ10回。

1

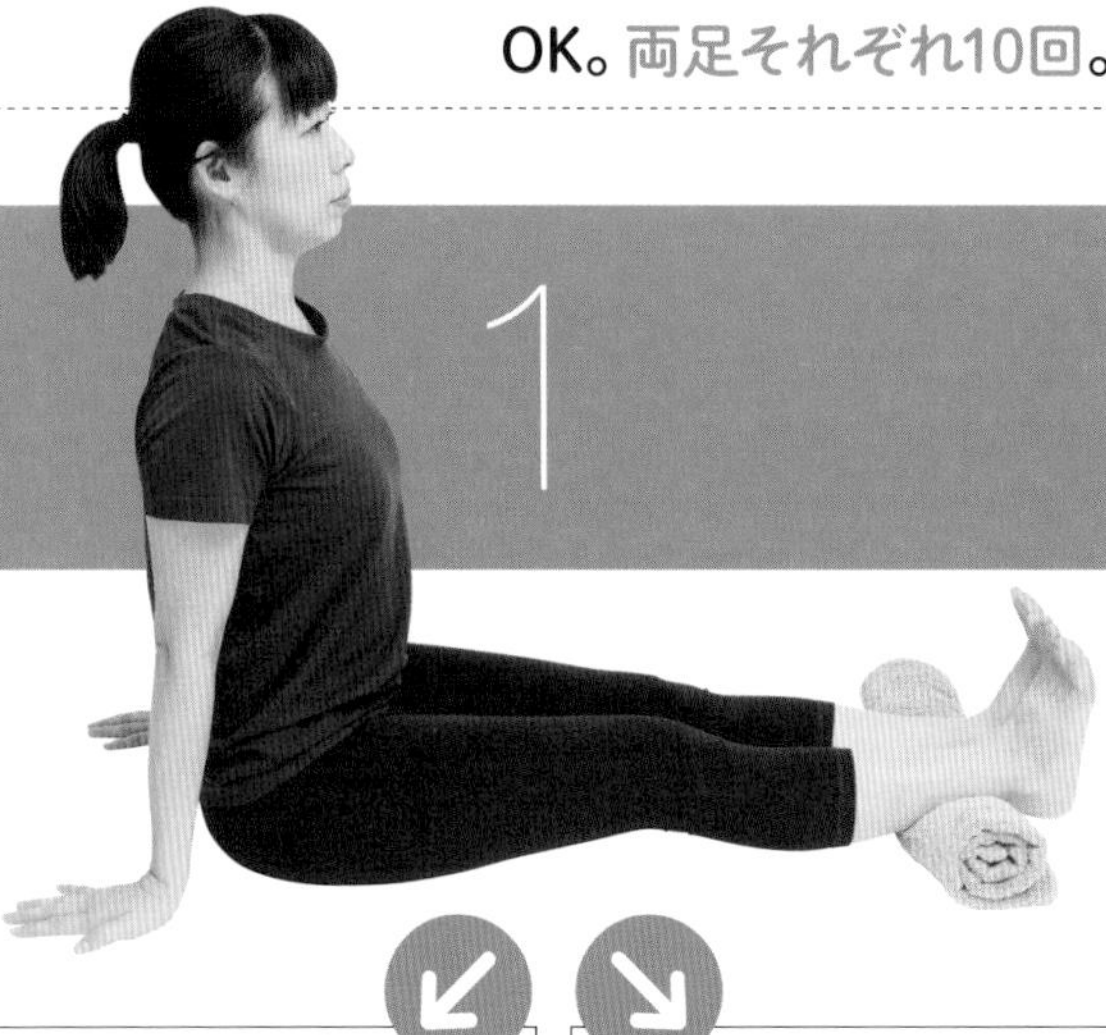

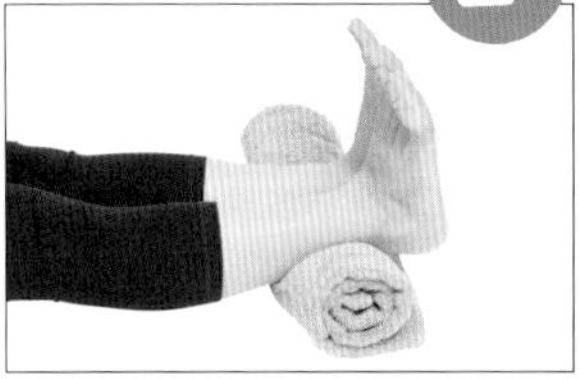

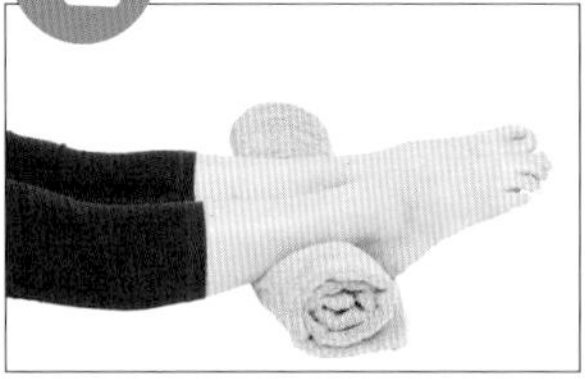

Point

前ページの椅子を利用する方法ではバランスがとりにくい人は、床に座った状態でも行えます。体を前に倒すとき、背中と足の裏側が伸びていることを意識しましょう。

足の後ろ側をほぐす

足首ほぐしの姿勢から、息を吐きながらゆっくり体を前に倒す。できるだけ倒した状態で10秒キープ。

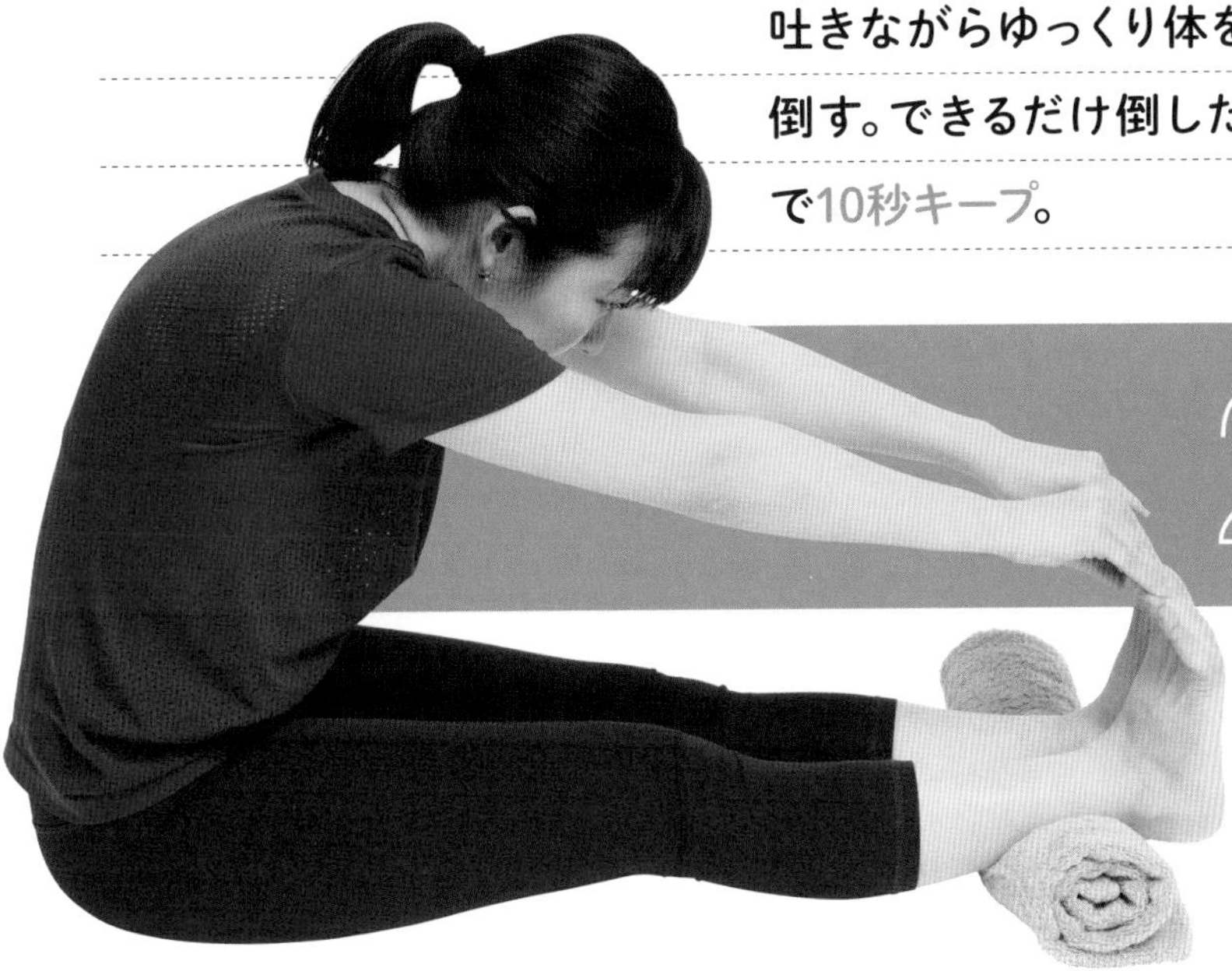

2

バスタオル枕の作り方

1. バスタオルを2枚重ねて2枚折にする
2. さらに折1/4のサイズにする
3. 横から巻き、ビニールひもなどで両端と中央を縛って固定する

タオルを使って足の後ろ側を伸ばす

1

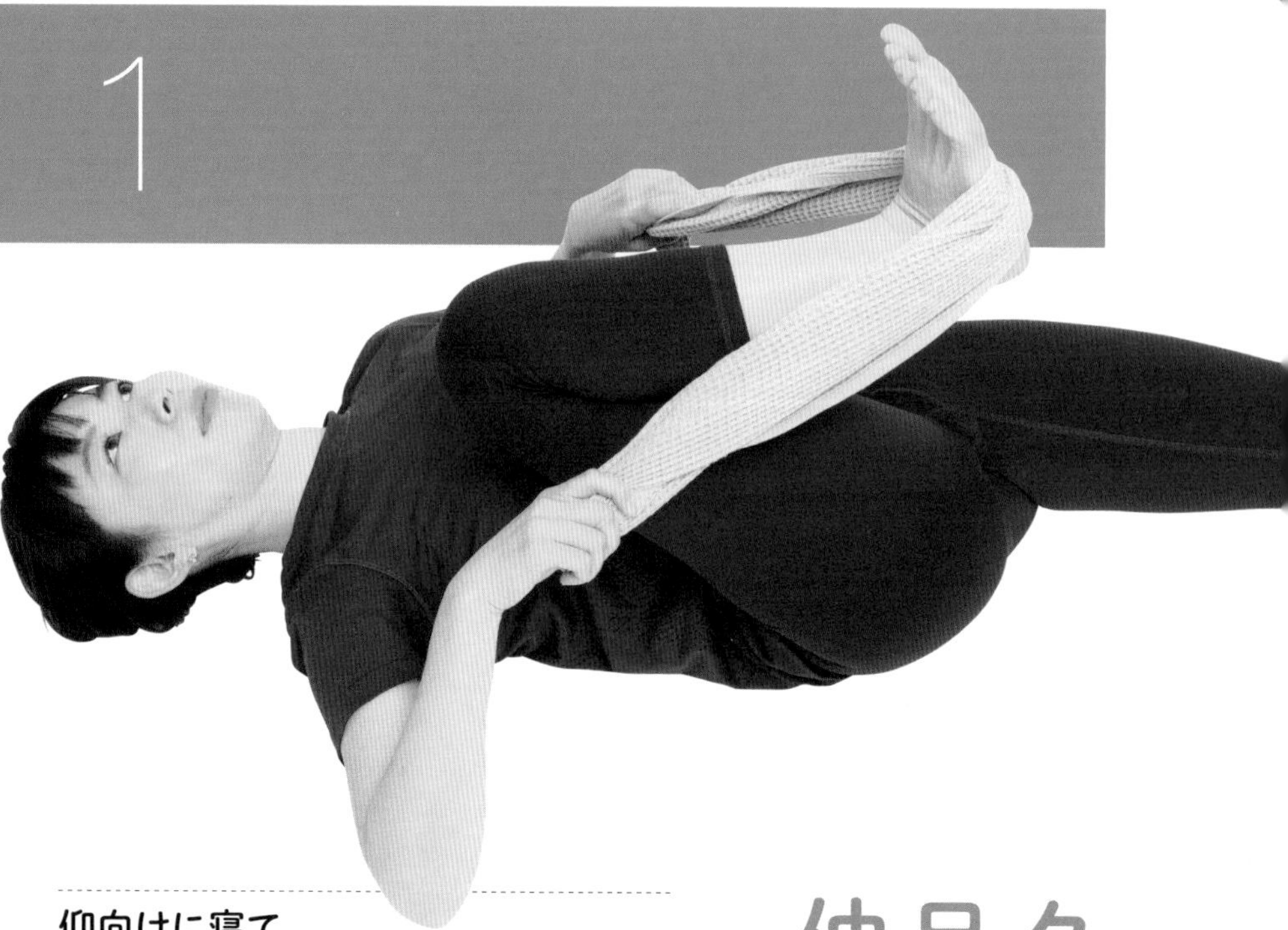

仰向けに寝て、
タオルの両端を掴んで片足のかかとに
引っかける。

Point

タオルを利用することで、足の後ろ側を力強く伸ばすことができます。足から腰の筋肉全般が伸びていることを感じましょう。

10秒キープ×両足

2

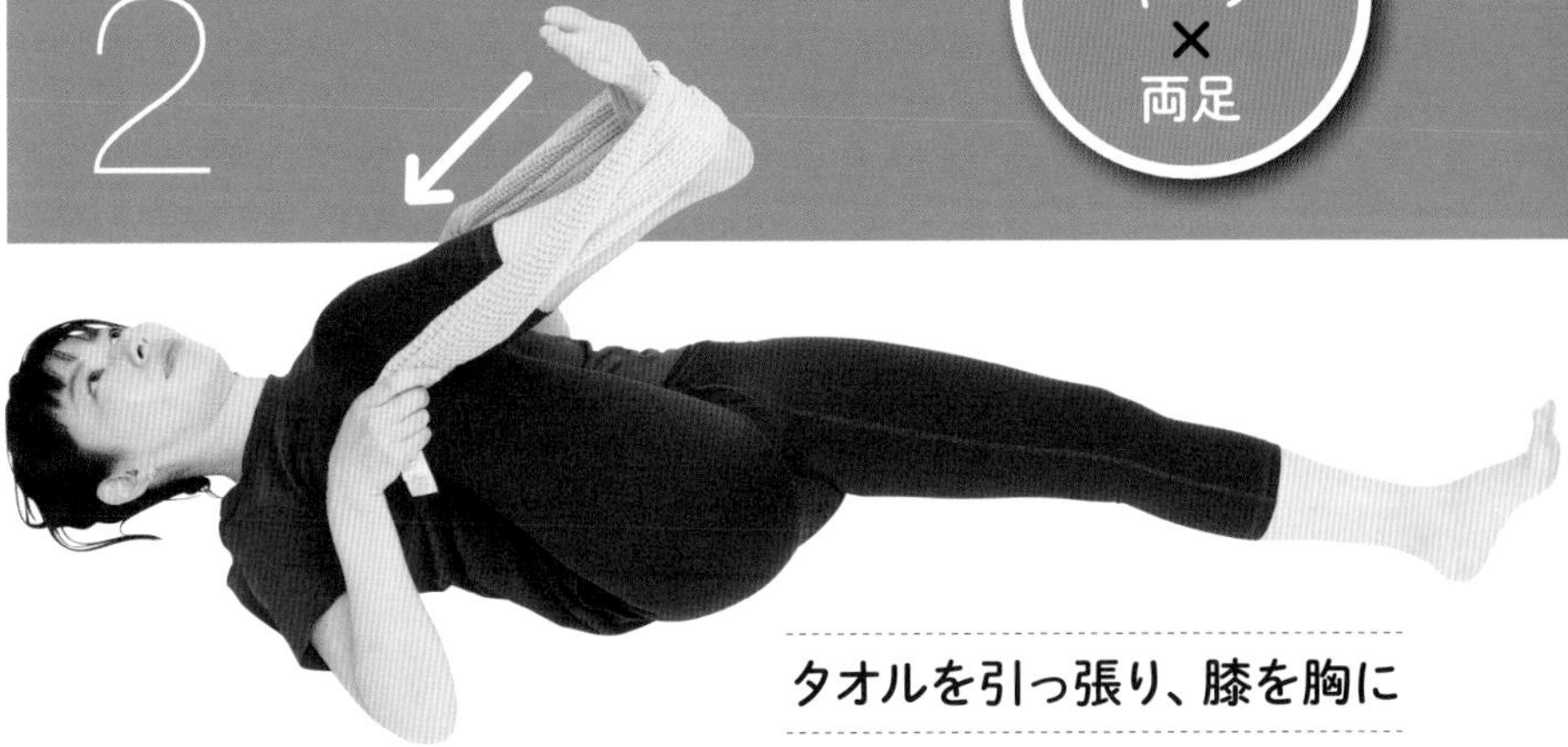

タオルを引っ張り、膝を胸に近づけるように引き寄せる。

3

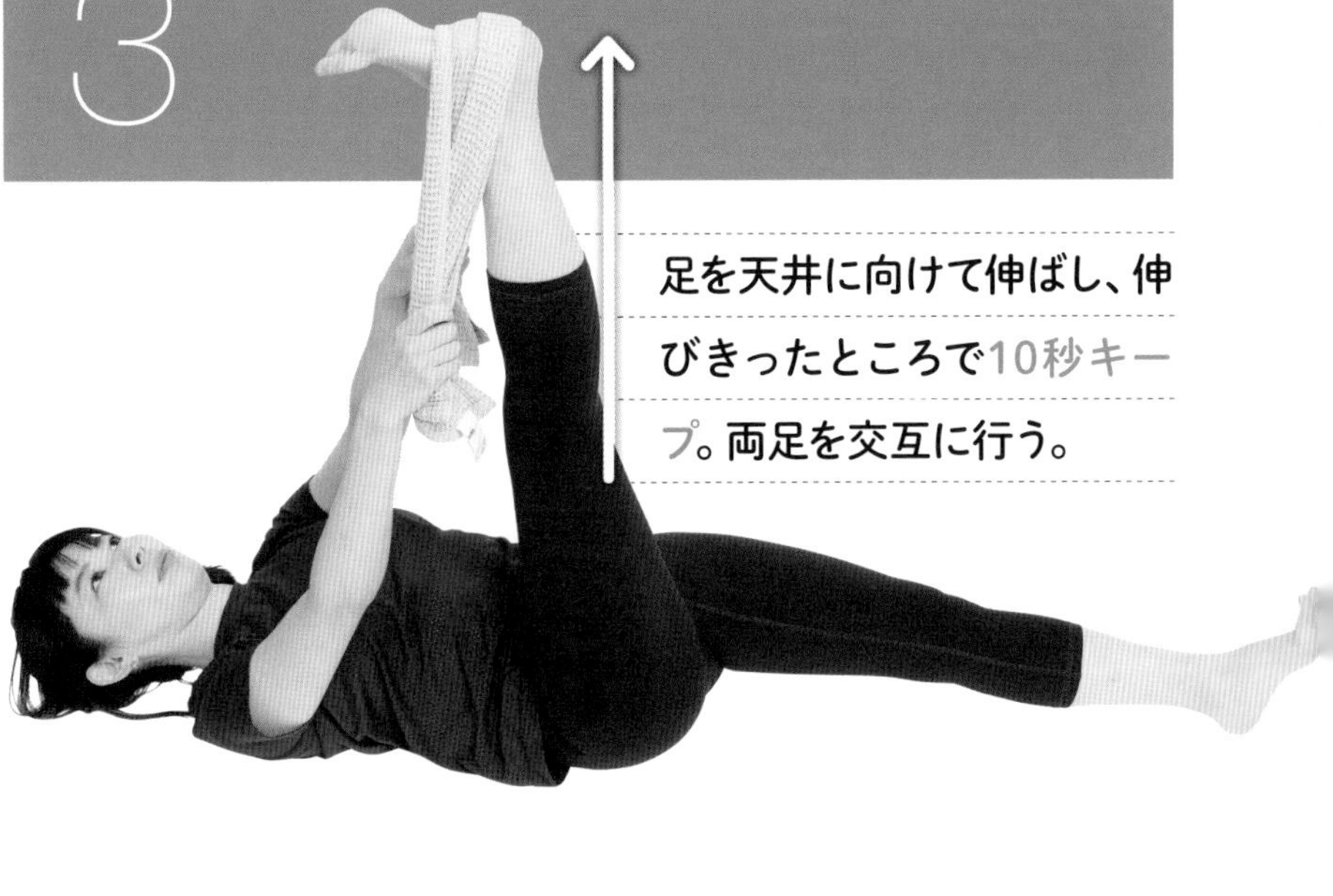

足を天井に向けて伸ばし、伸びきったところで10秒キープ。両足を交互に行う。

あごをほぐすことで体をほぐしやすくする

Point

あごを左右に動かして可動域が狭い人は、腰や背中のこわばりが強くなりがちです。あごをしっかりと動かしていくことで、こわばった部位がほぐれやすくなります。

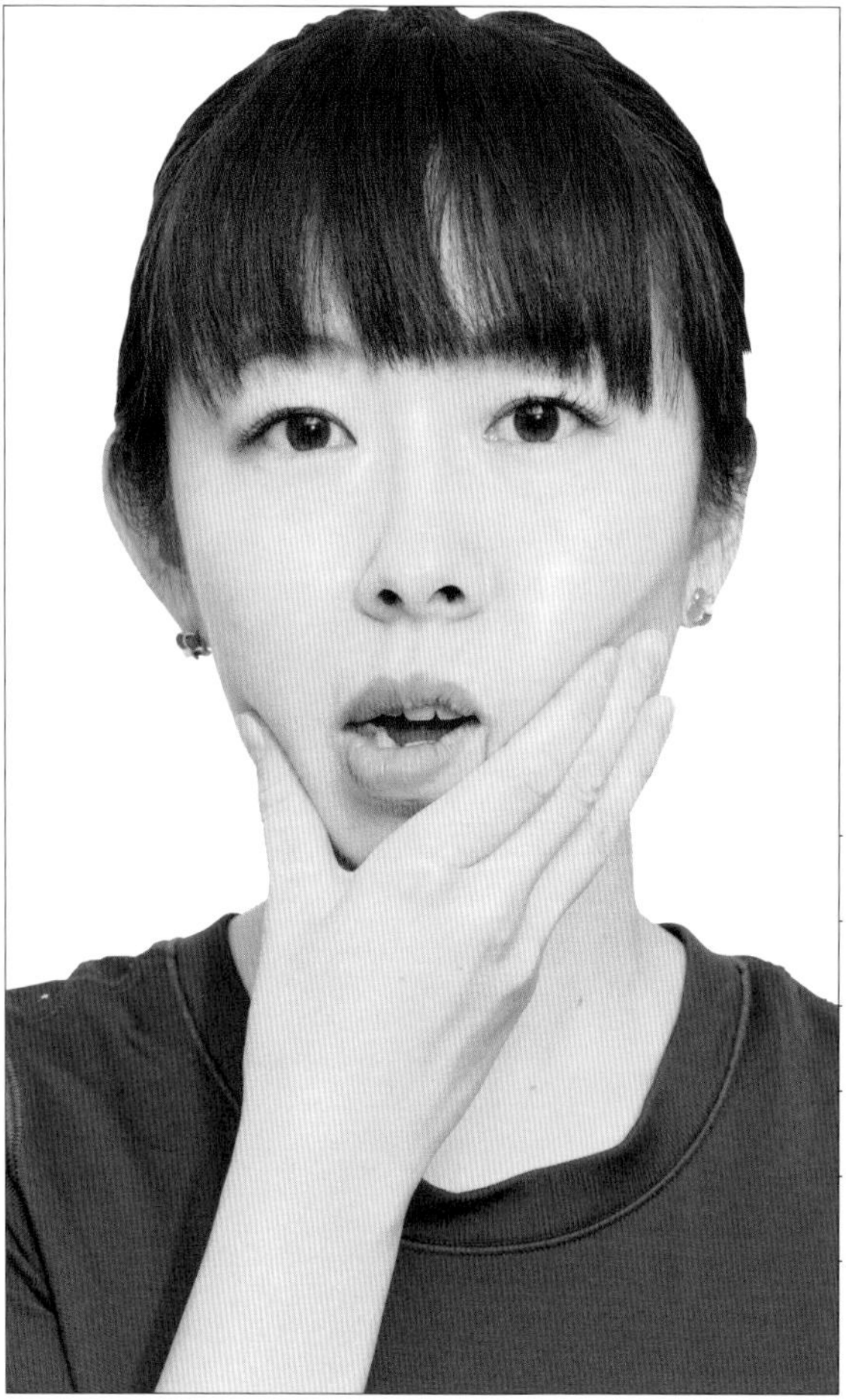

口を半開きにしてあごを軽くつかみ、痛みが出ない程度に右側に動かす。

同様に左へと動かす。左右、適度な回数、疲れない程度に動かす。

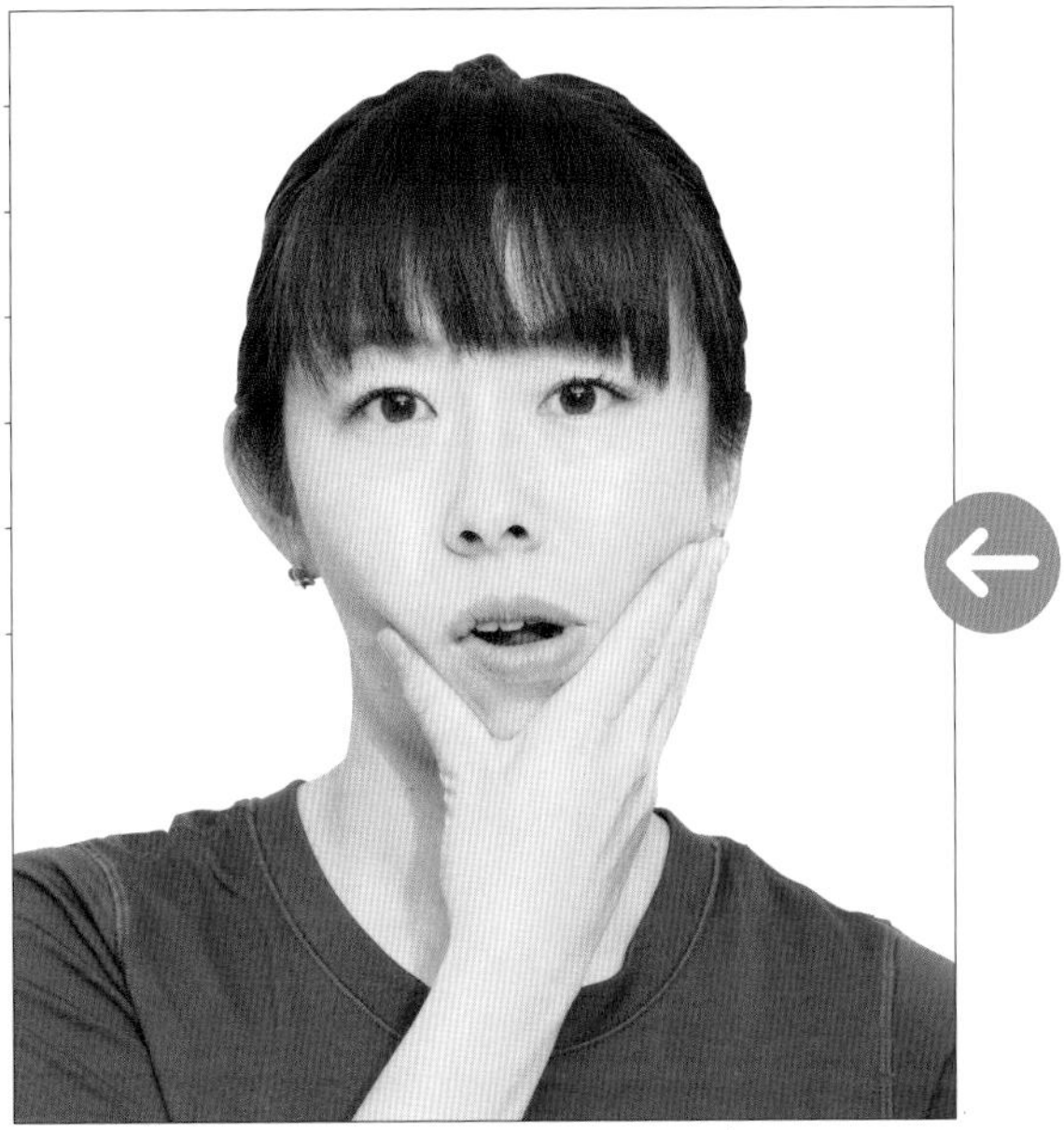

動かしにくいときは、片方の手で頬骨を押さえ、反対の手であごを動かすようにする。

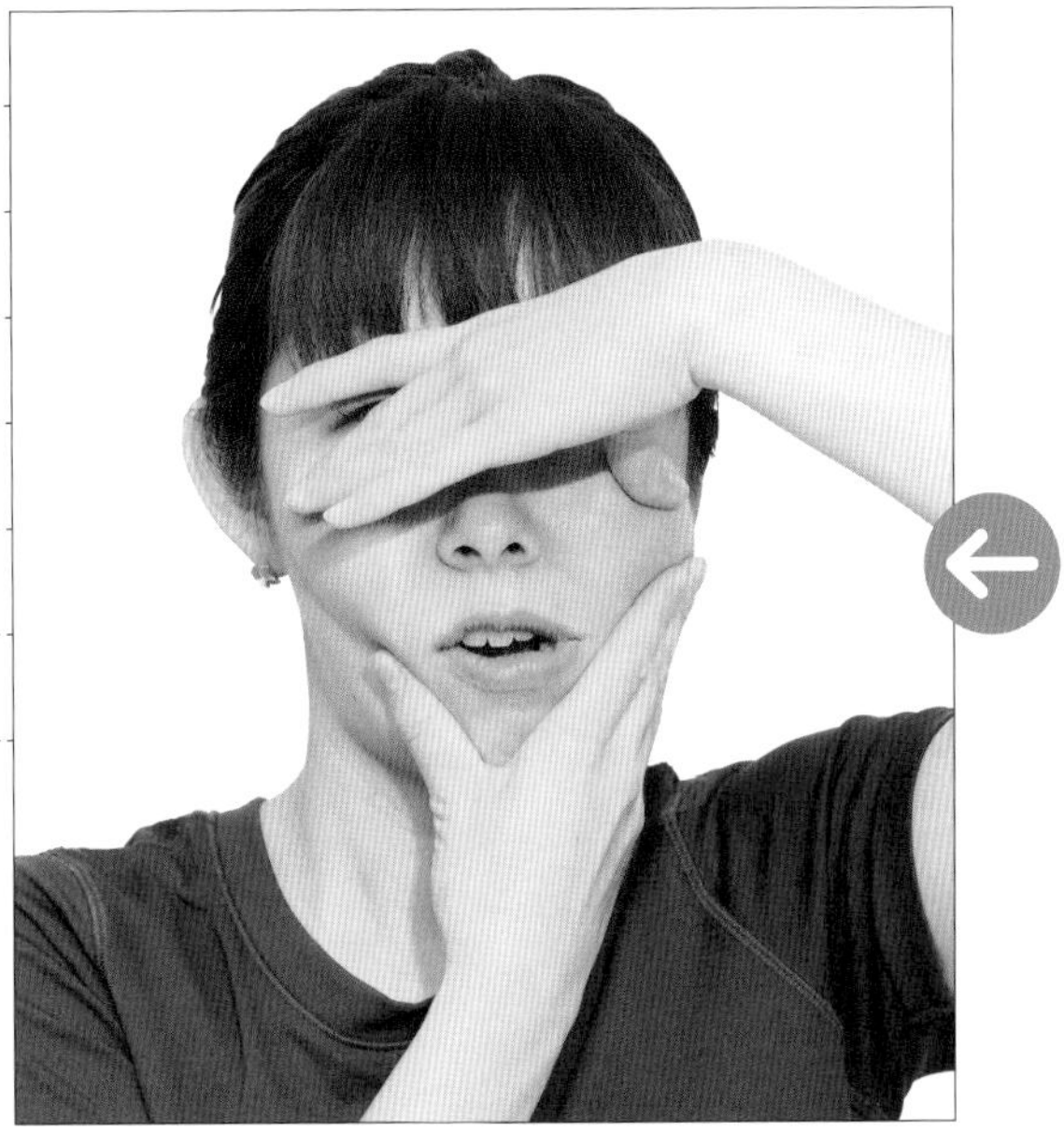

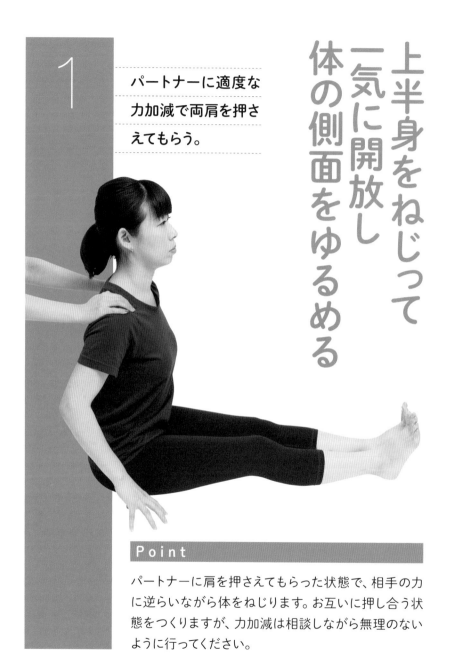

上半身をねじって一気に開放し体の側面をゆるめる

1

パートナーに適度な力加減で両肩を押さえてもらう。

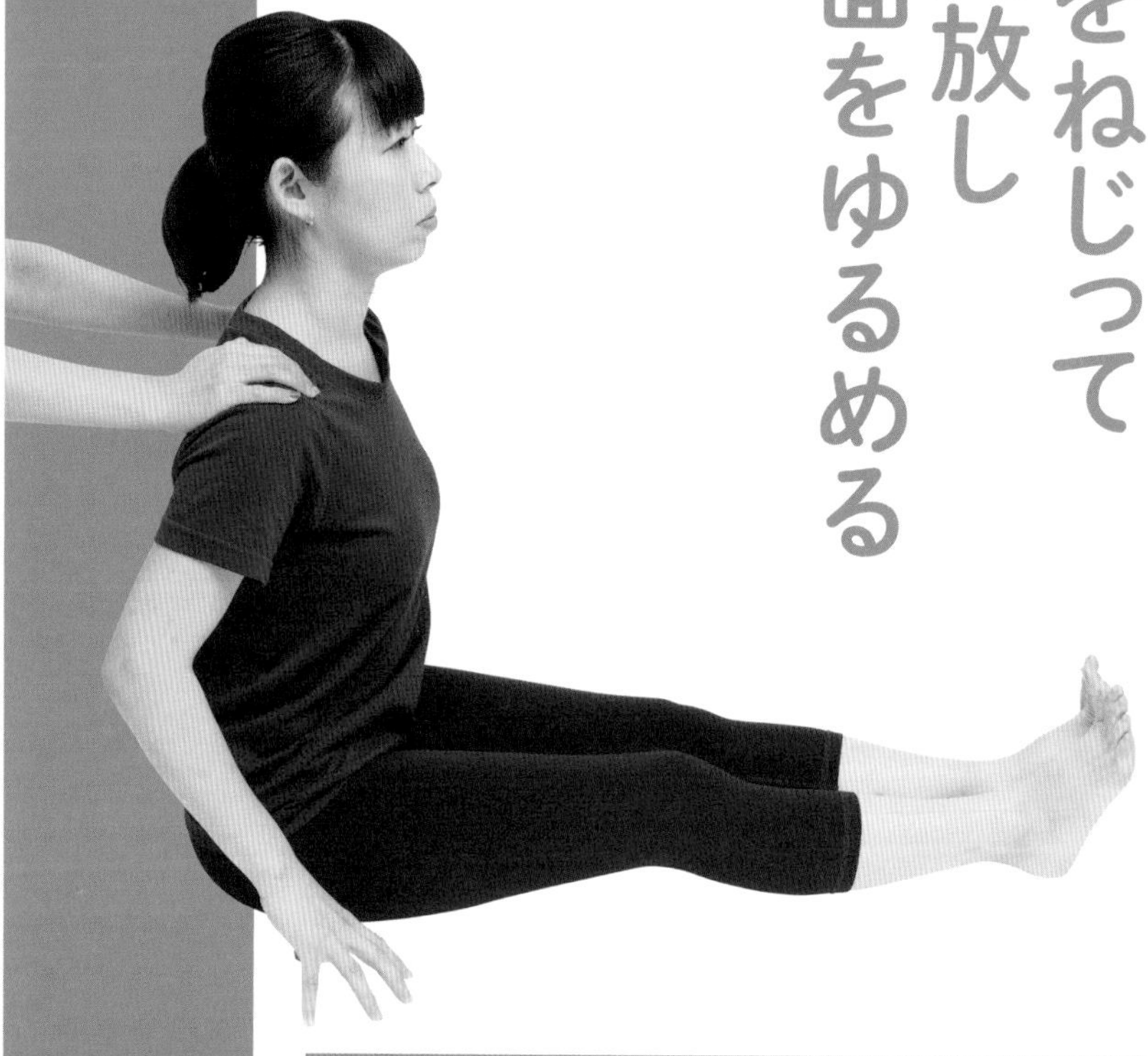

Point

パートナーに肩を押さえてもらった状態で、相手の力に逆らいながら体をねじります。お互いに押し合う状態をつくりますが、力加減は相談しながら無理のないように行ってください。

2

5秒
×
3回

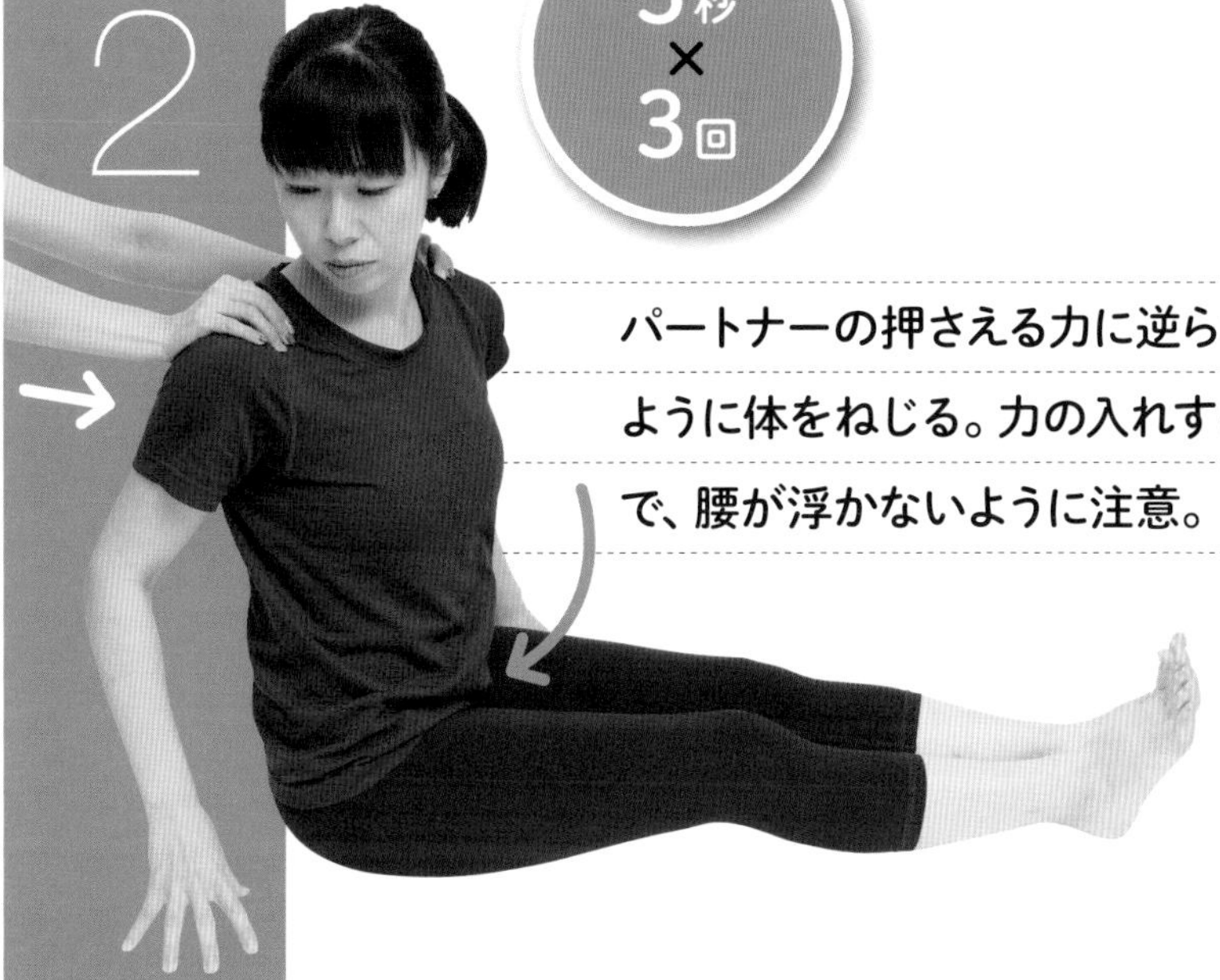

パートナーの押さえる力に逆らうように体をねじる。力の入れすぎで、腰が浮かないように注意。

3

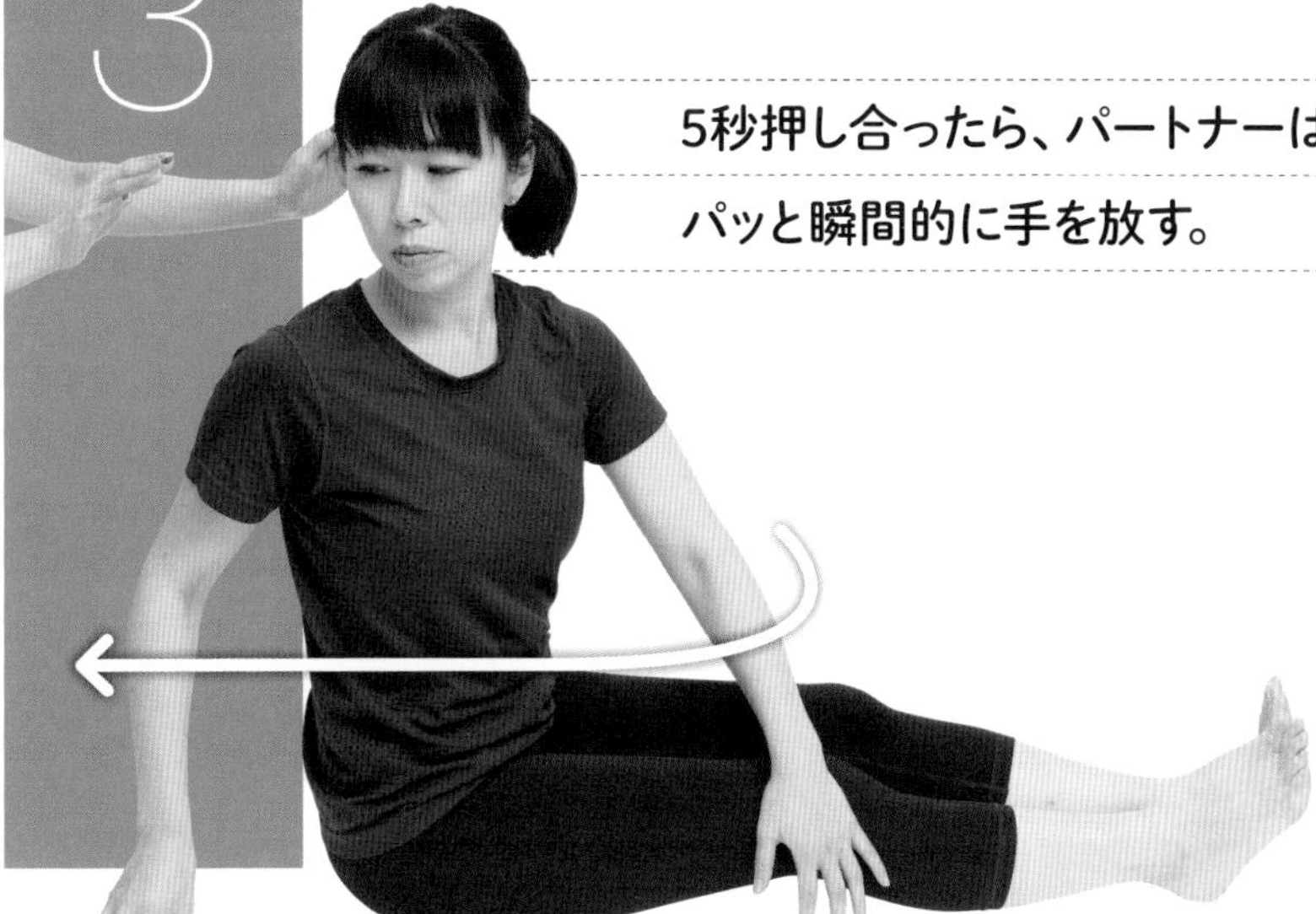

5秒押し合ったら、パートナーはパッと瞬間的に手を放す。

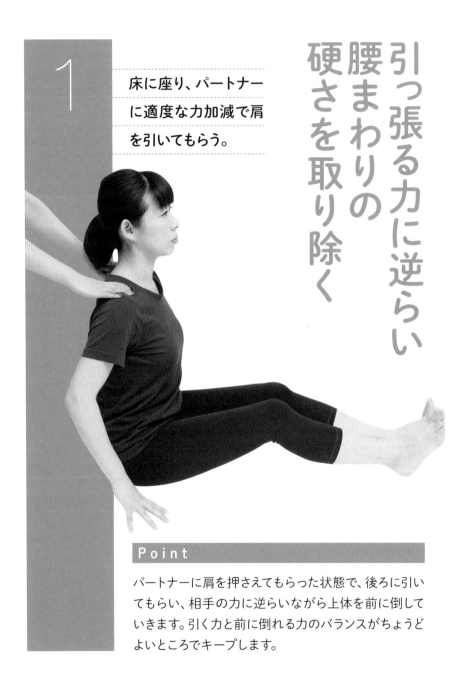

引っ張る力に逆らい腰まわりの硬さを取り除く

1

床に座り、パートナーに適度な力加減で肩を引いてもらう。

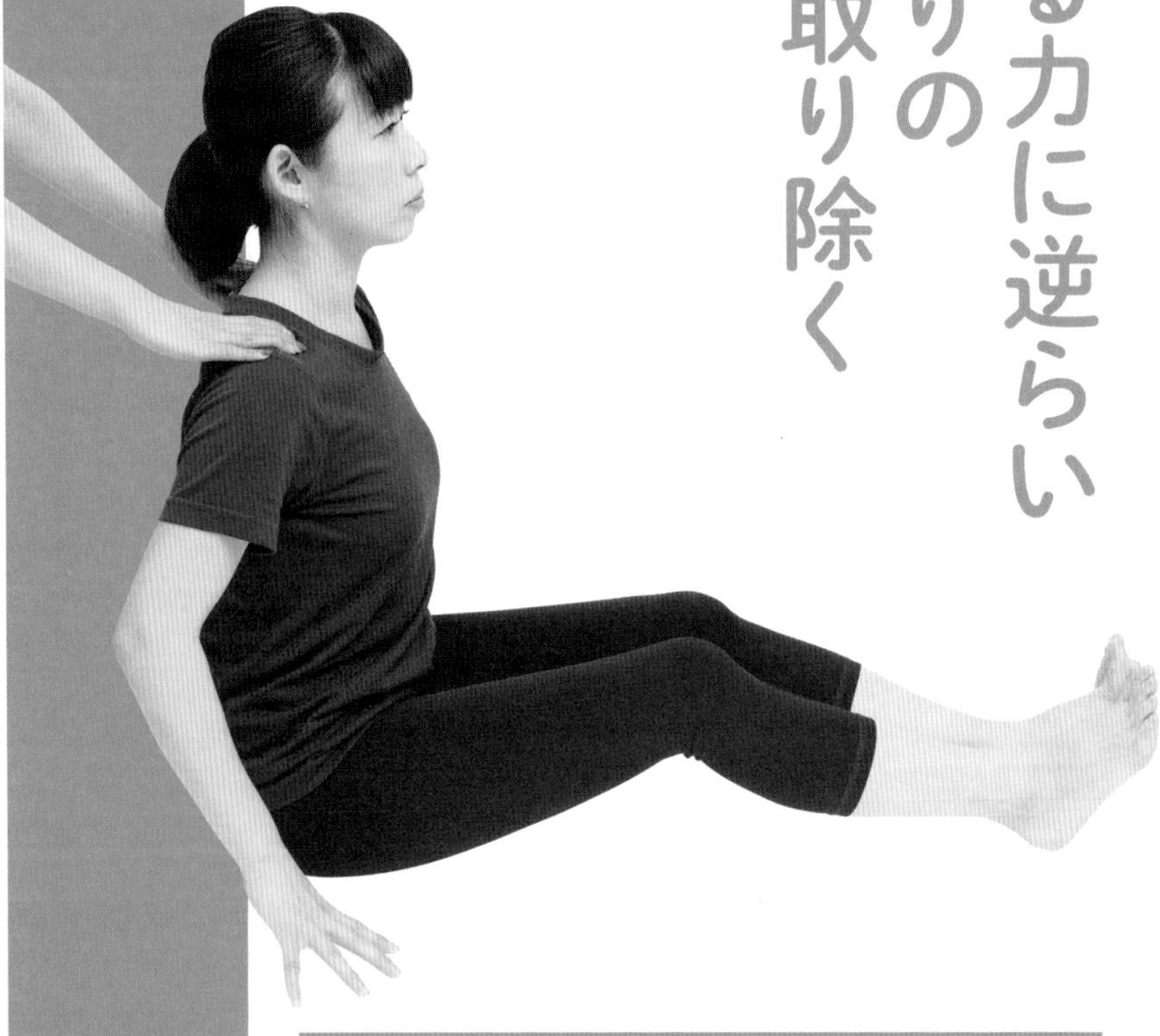

Point

パートナーに肩を押さえてもらった状態で、後ろに引いてもらい、相手の力に逆らいながら上体を前に倒していきます。引く力と前に倒れる力のバランスがちょうどよいところでキープします。

2

5秒
×
3回

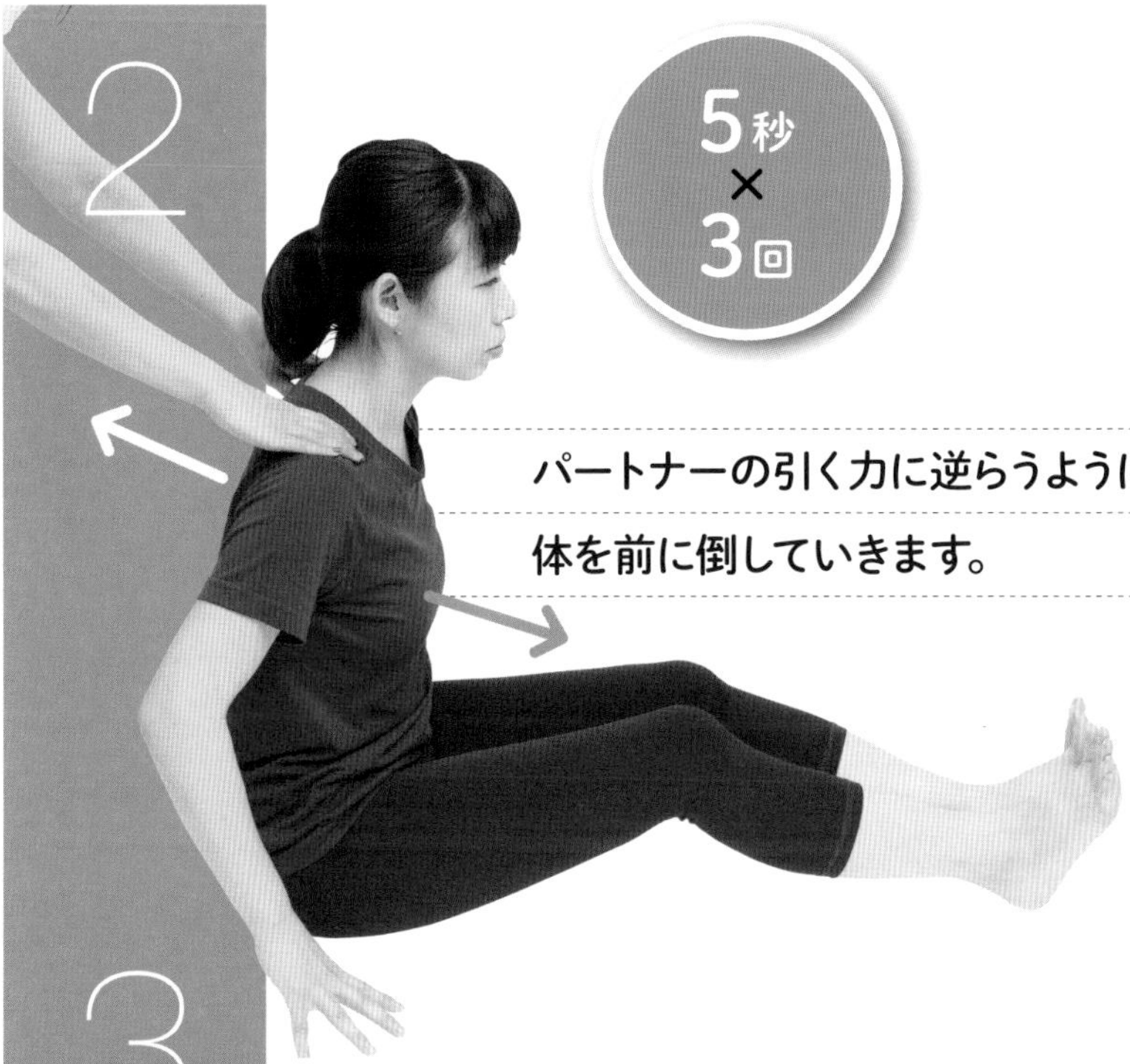

パートナーの引く力に逆らうように、
体を前に倒していきます。

3

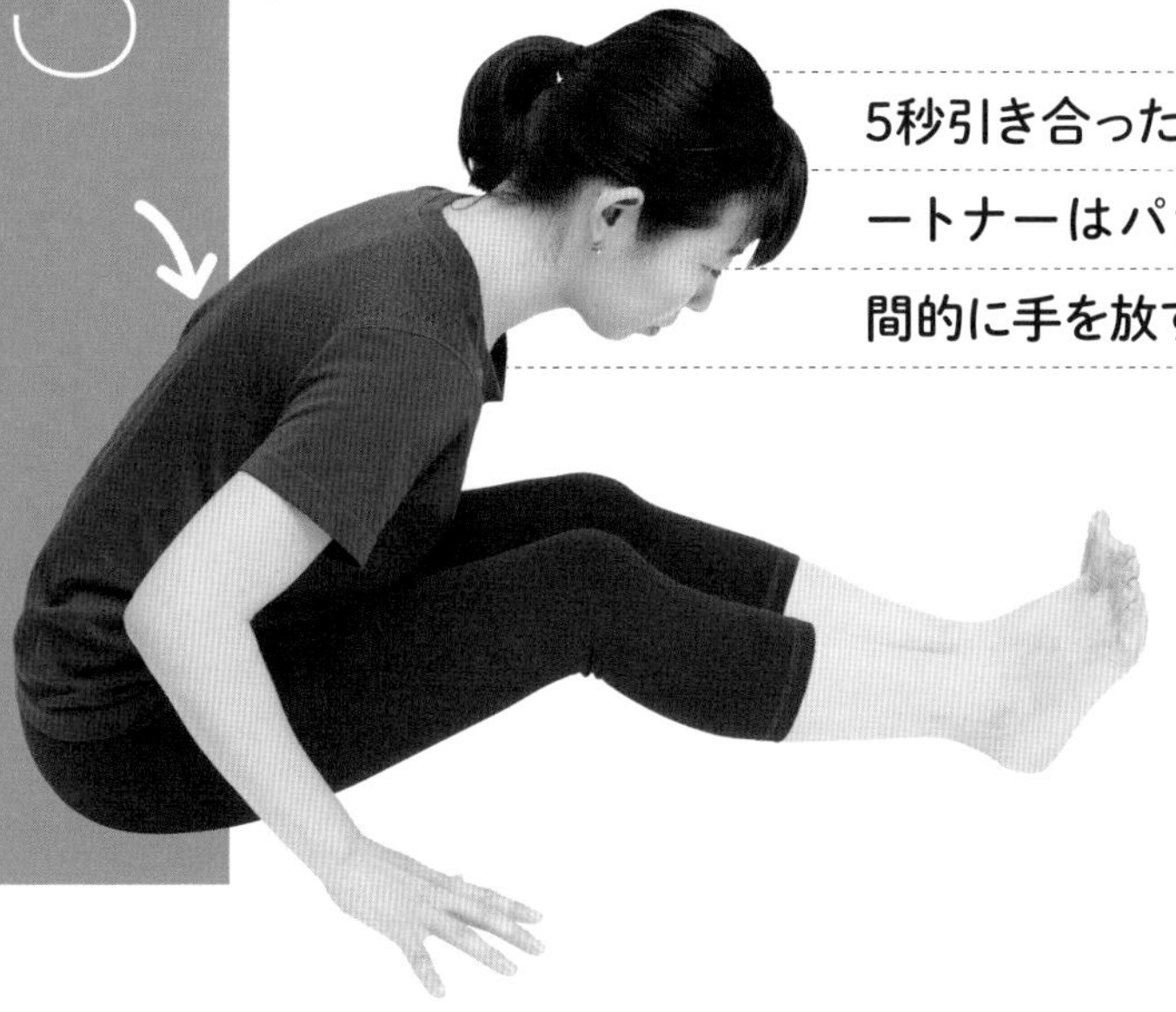

5秒引き合ったら、パートナーはパッと瞬間的に手を放す。

反発する力で膝を倒し腰まわりをゆるめる

Point

パートナーに膝を押さえてもらった状態で、相手の力に逆らいながら膝を起こしていきます。押さえる力と押し合う力のバランスがちょうどよいところでキープします。

両膝をそろえて横に倒し、パートナーに適度な力加減で押さえてもらう。

1

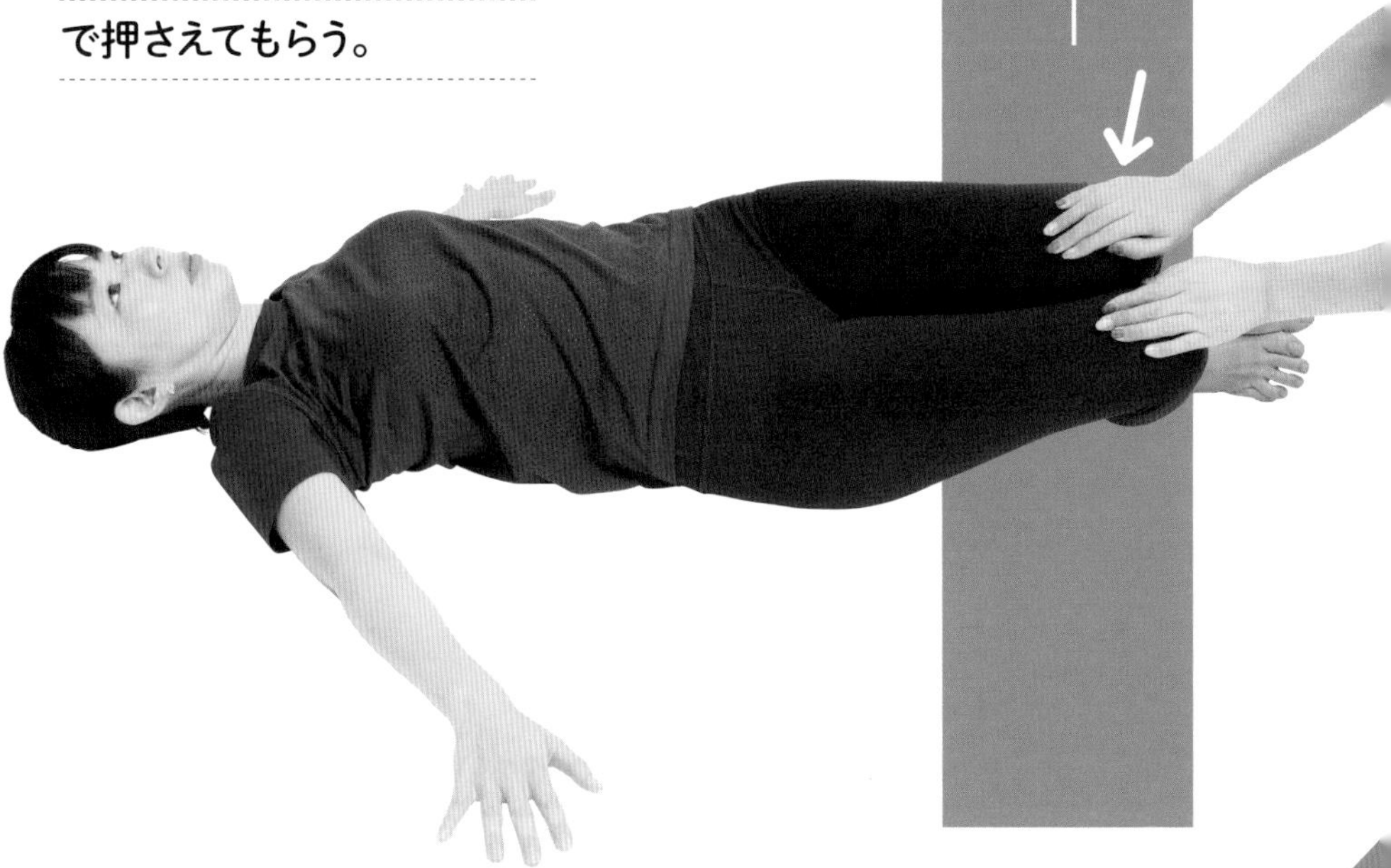

5秒×3回

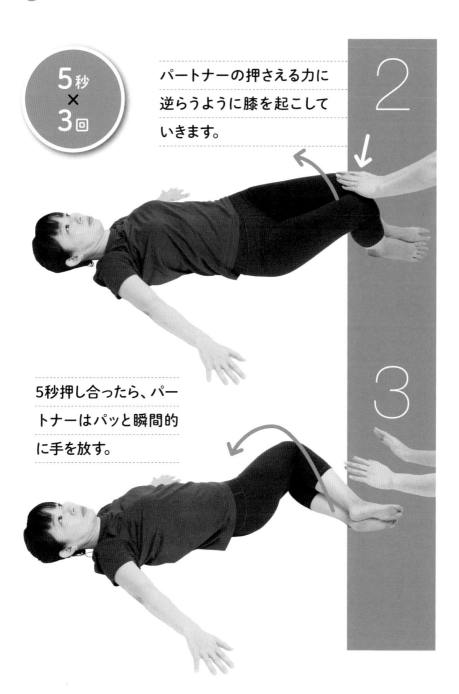

2

パートナーの押さえる力に逆らうように膝を起こしていきます。

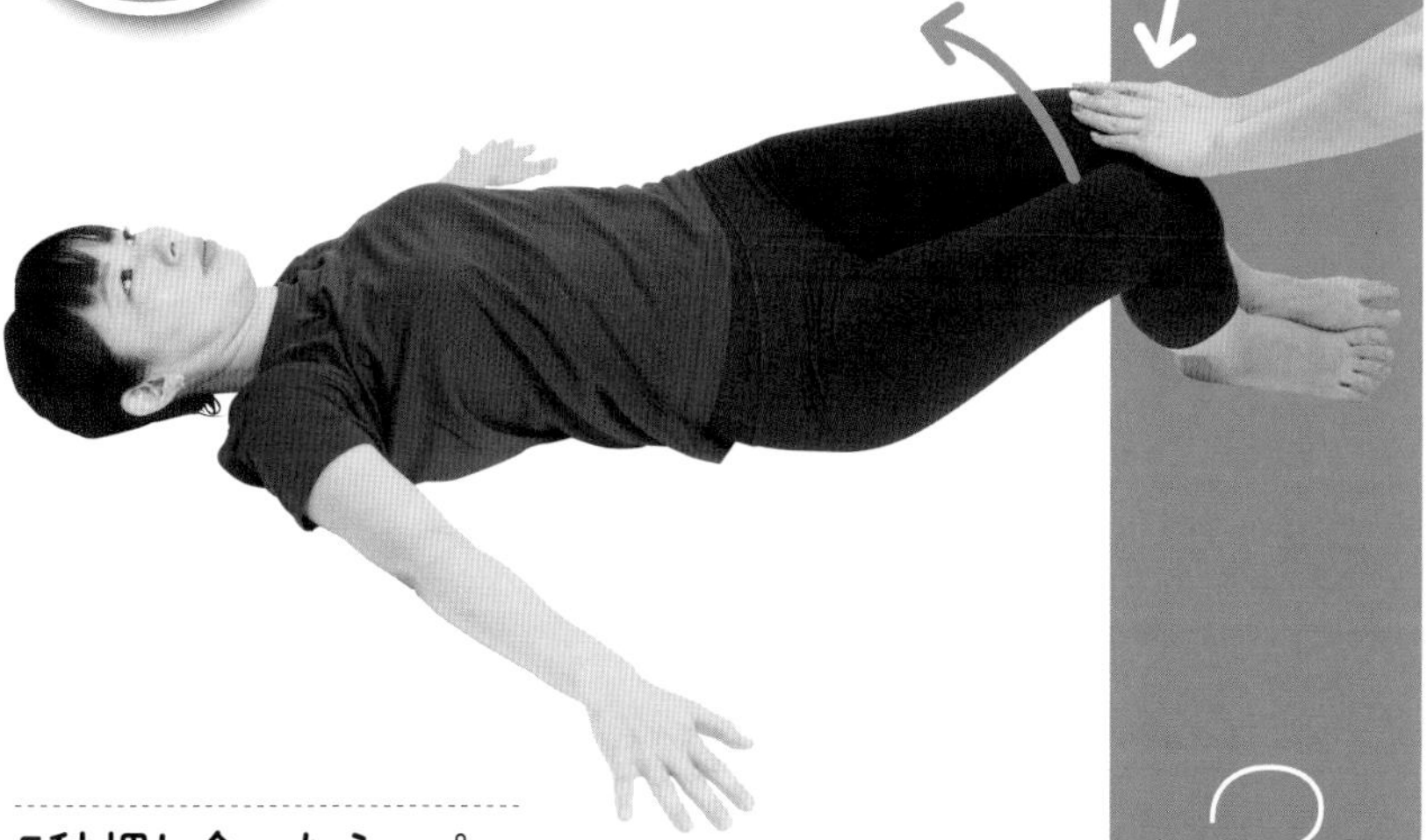

3

5秒押し合ったら、パートナーはパッと瞬間的に手を放す。

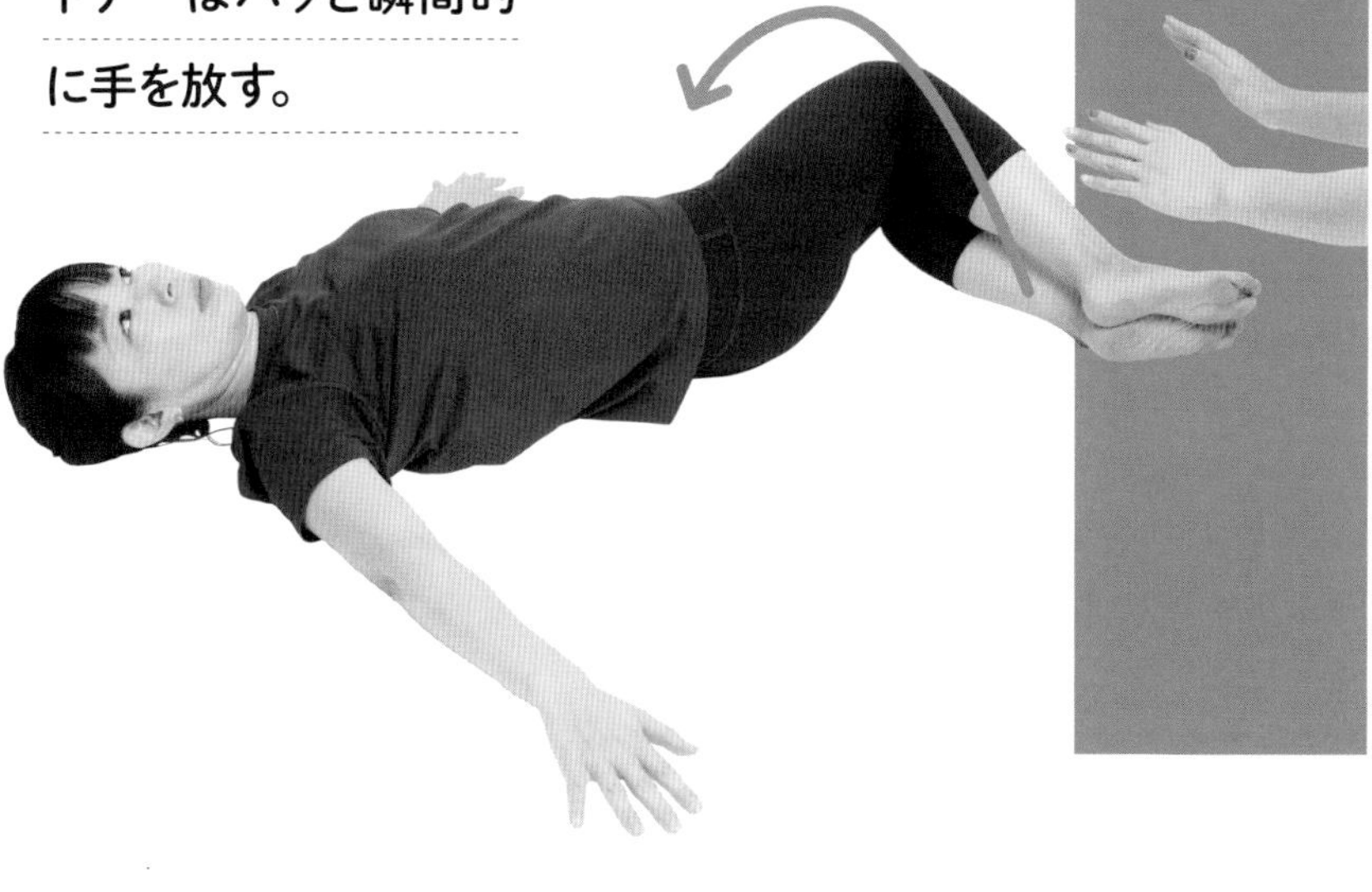

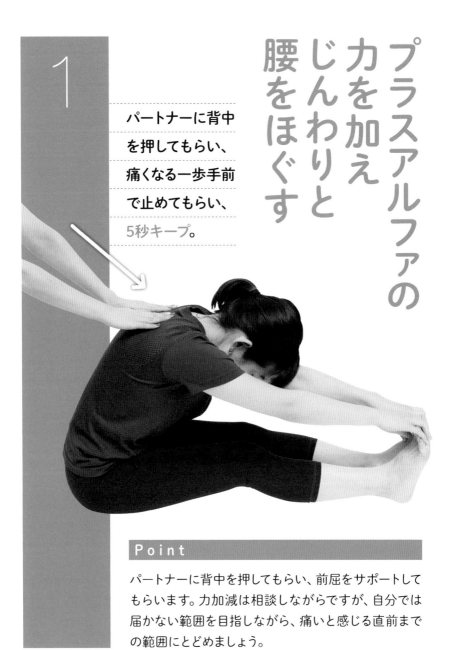

プラスアルファの力を加えじんわりと腰をほぐす

1

パートナーに背中を押してもらい、痛くなる一歩手前で止めてもらい、5秒キープ。

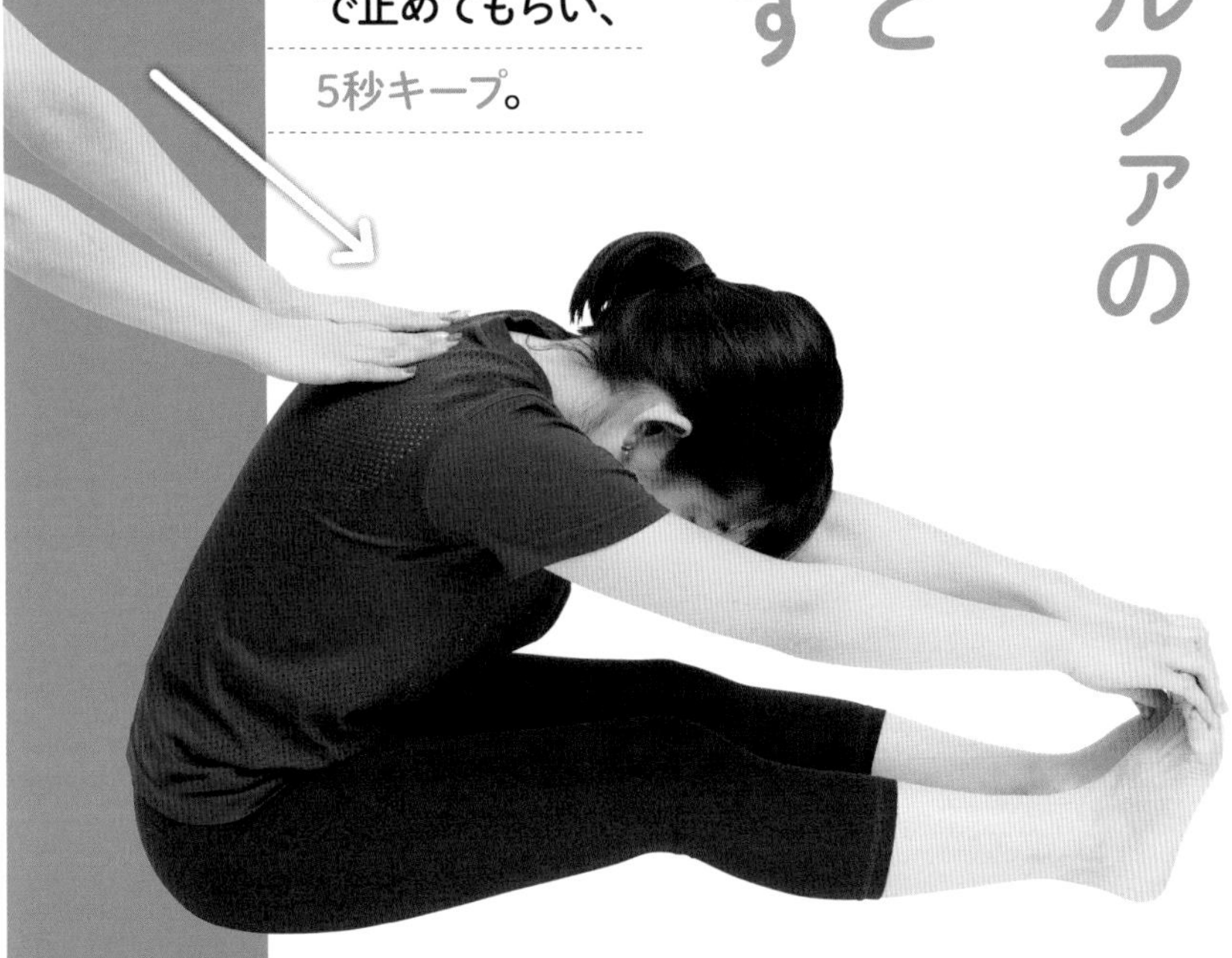

Point

パートナーに背中を押してもらい、前屈をサポートしてもらいます。力加減は相談しながらですが、自分では届かない範囲を目指しながら、痛いと感じる直前までの範囲にとどめましょう。

2

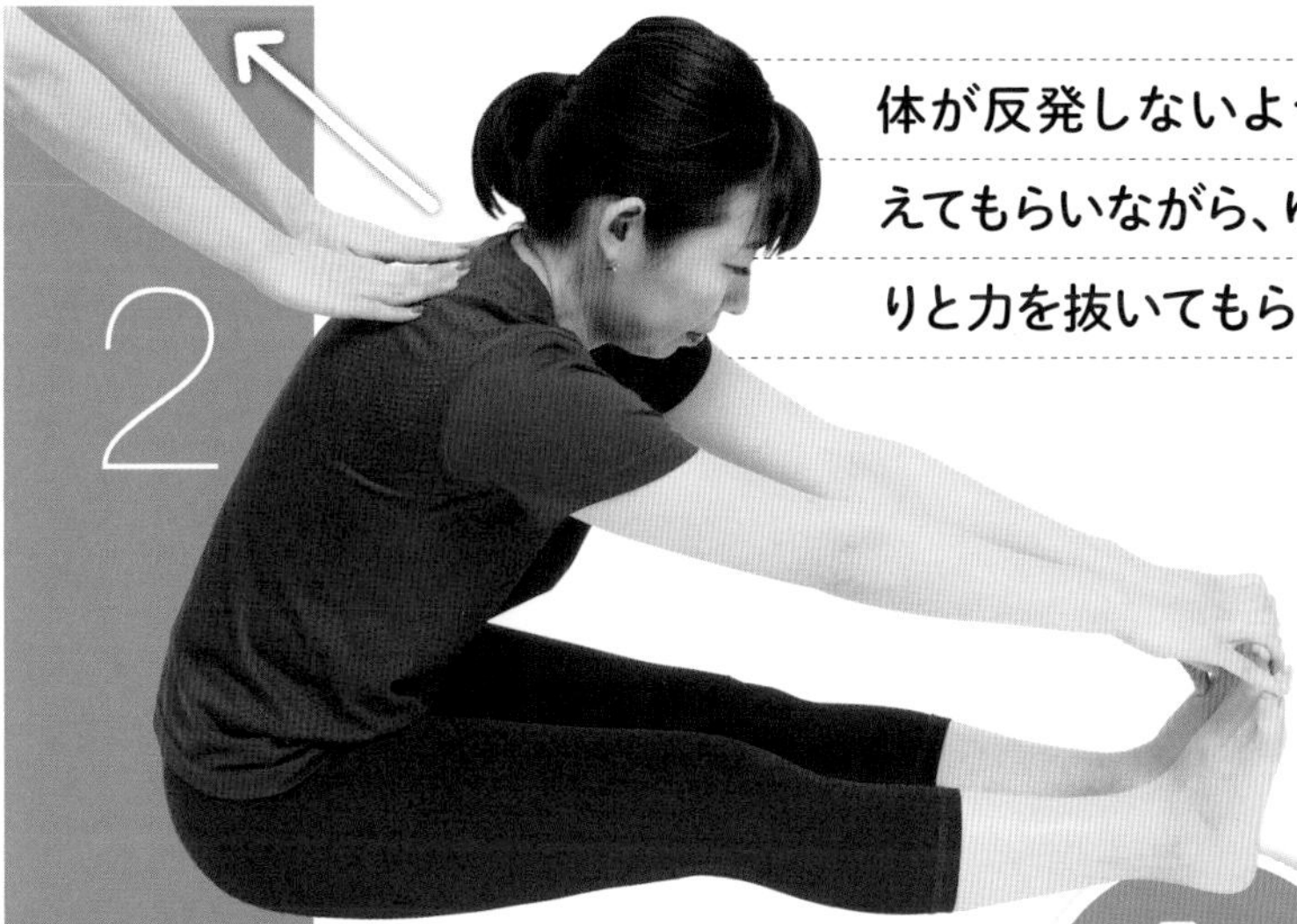

体が反発しないよう、支えてもらいながら、ゆっくりと力を抜いてもらう。

5秒×3回

3

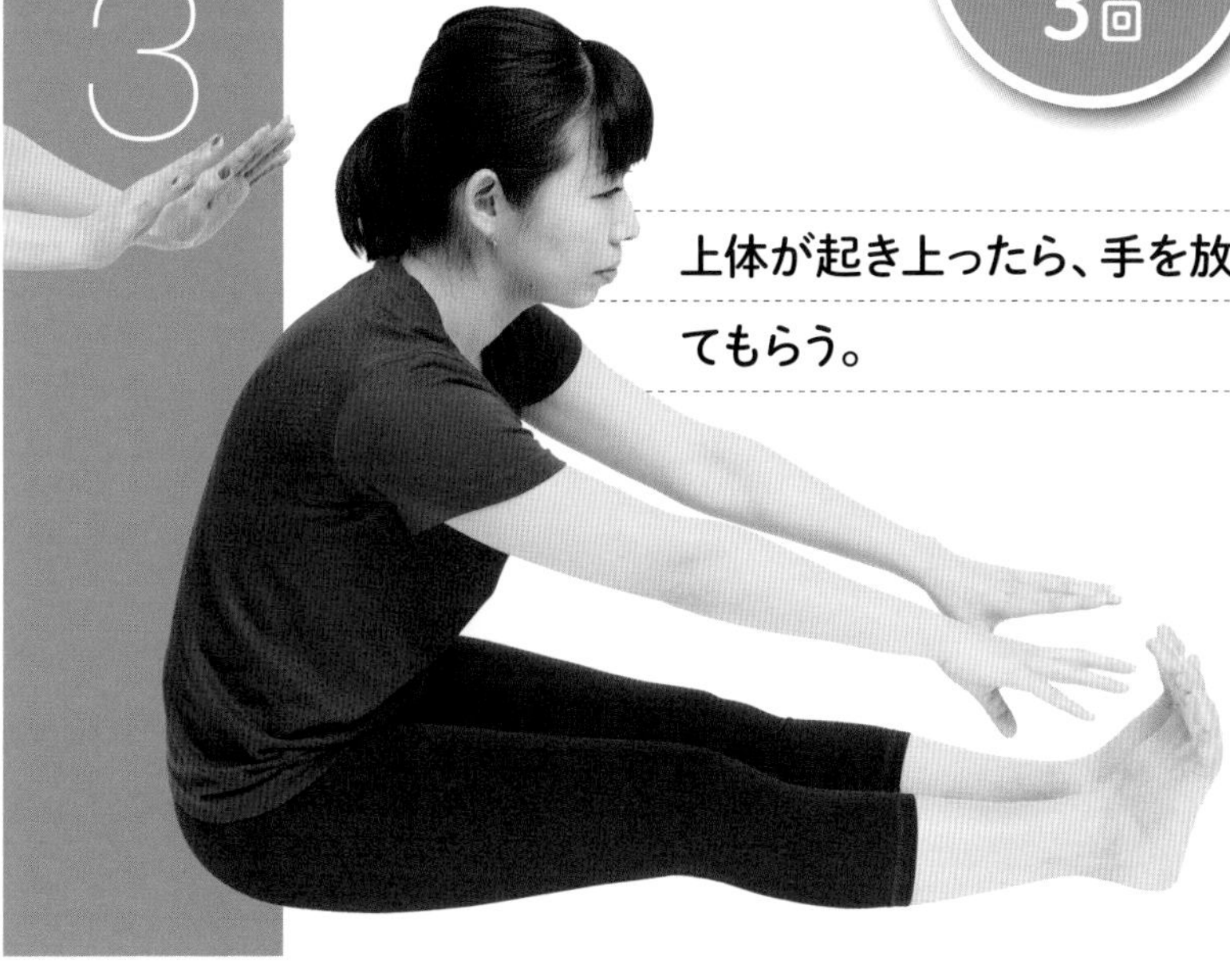

上体が起き上ったら、手を放してもらう。

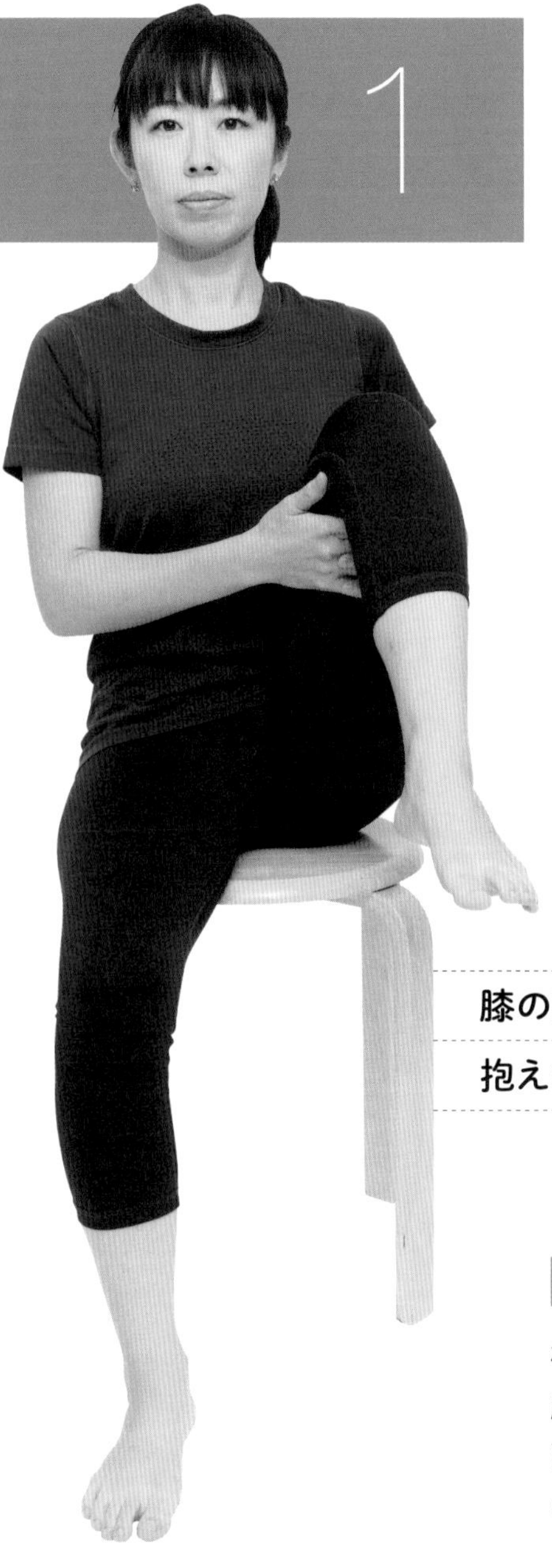

1

ふくらはぎと足首を揺らして血行をよくしていく

膝の裏を両手で抱えます。

Point

椅子に座った状態で、片足の膝裏を両手で持ち抱えます。両手で足を左右に振り、振り子のように動かしていきます。

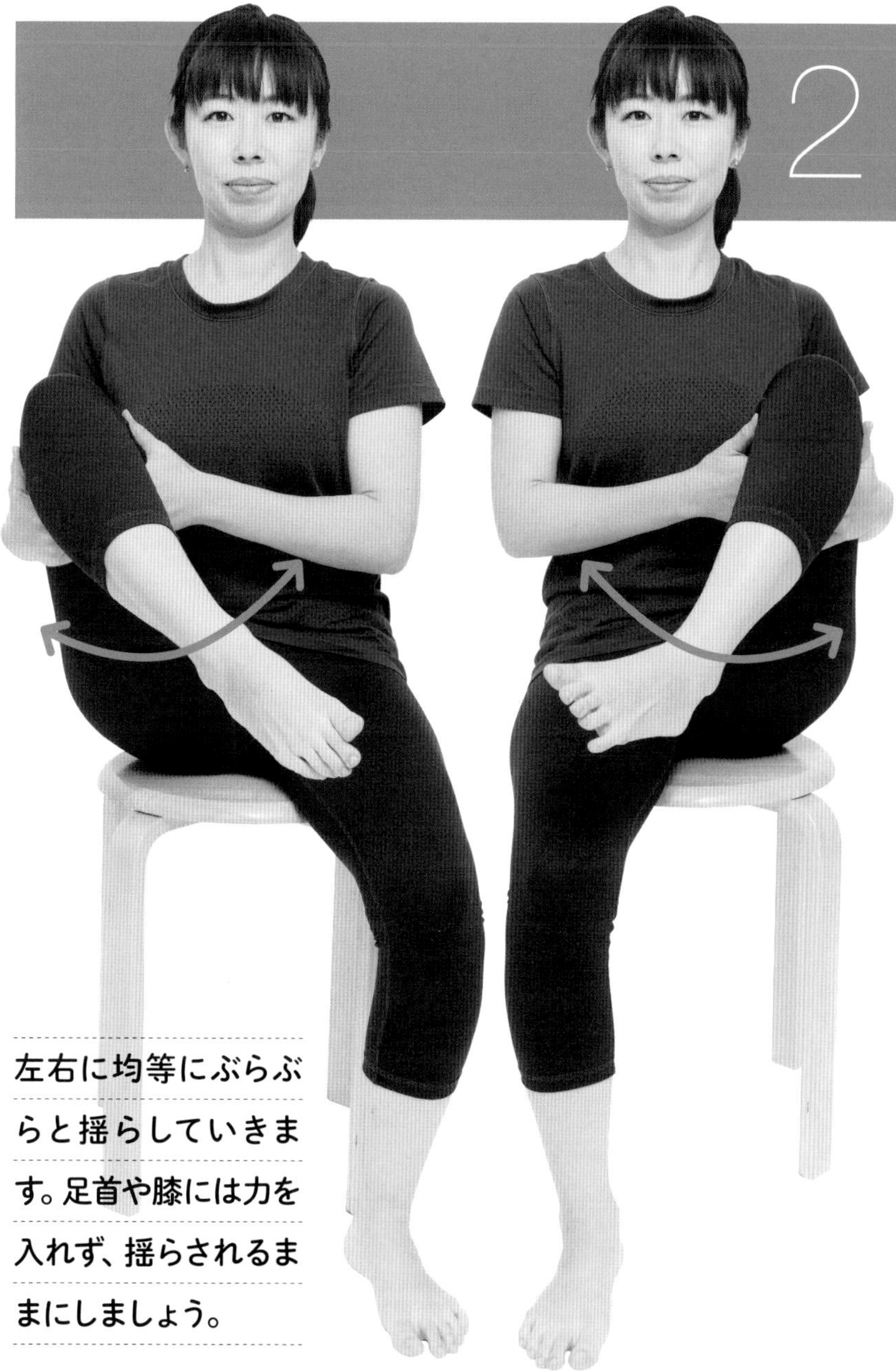

左右に均等にぶらぶらと揺らしていきます。足首や膝には力を入れず、揺らされるままにしましょう。

左右にぶらぶら揺れることだけで全身の脱力に効果的

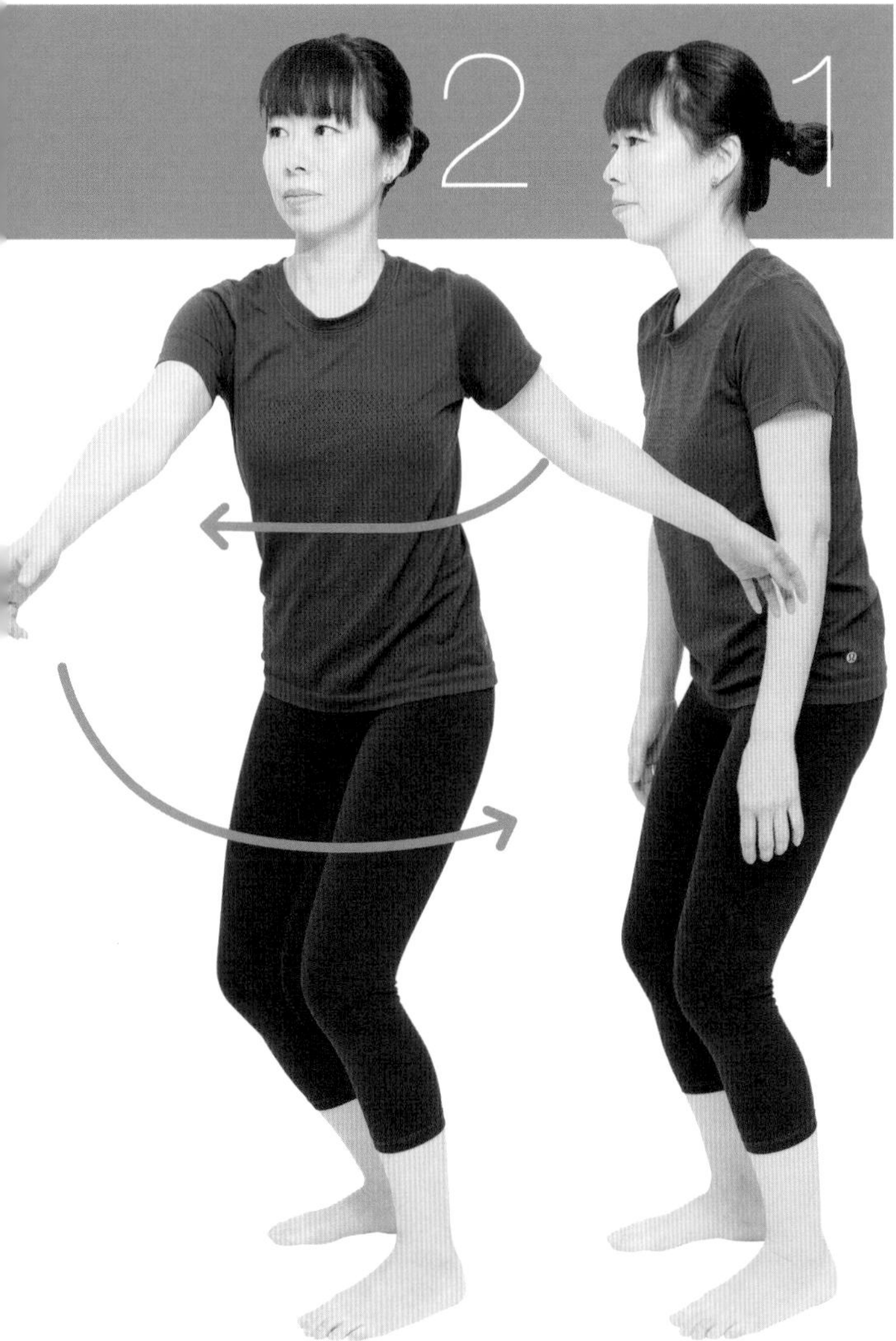

膝を軽く曲げ、力をいれないようにしながら体を揺らします。手は体が揺れた後からついてくるイメージです。

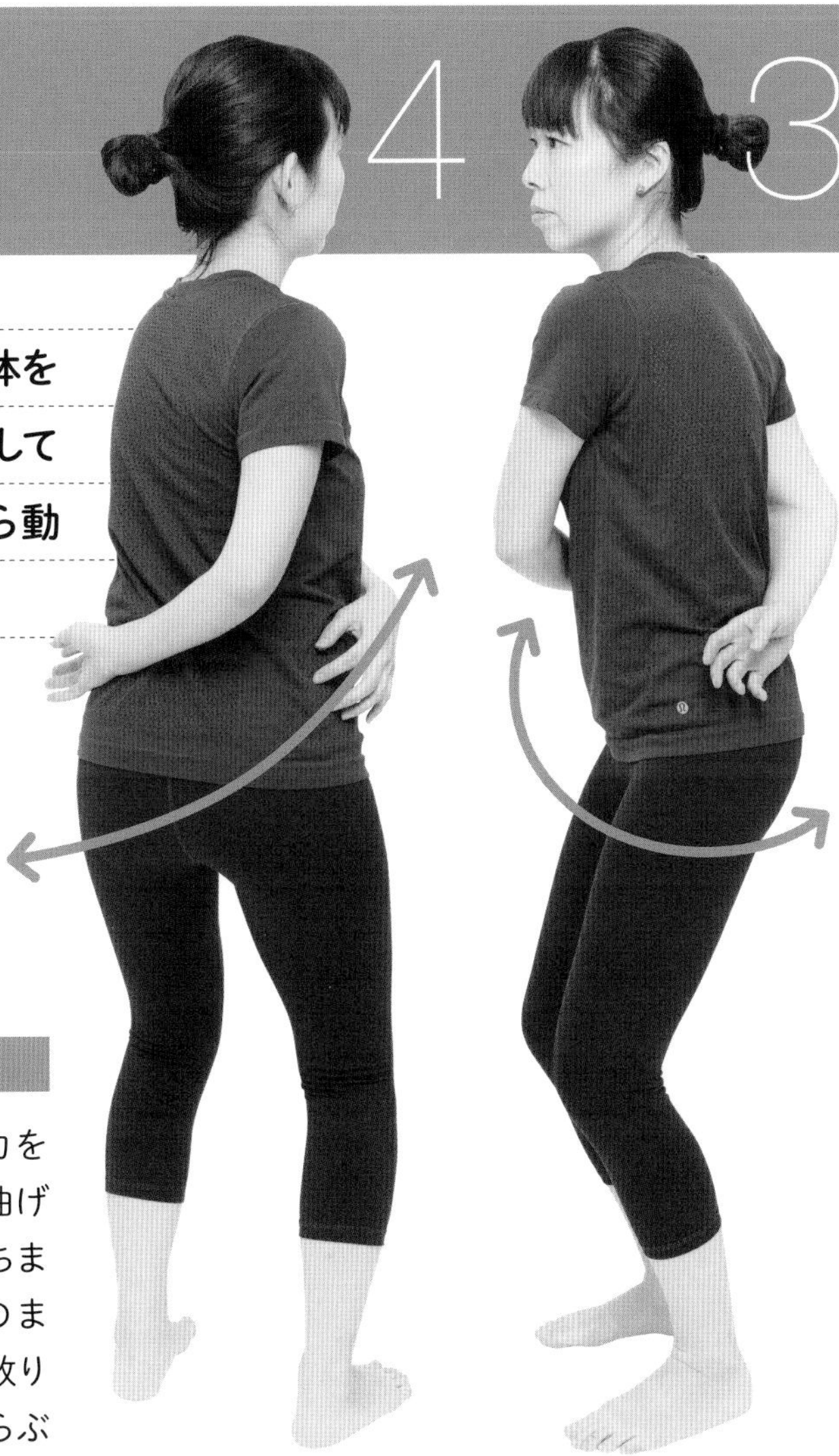

何度か左右に体を振り、スッキリしてきたと感じたら動きを止めます。

Point

立った状態で力を抜き、膝を軽く曲げてやわらかく保ちます。その体制のまま、手を左右に放り投げるようにぶらぶらと体をねじります。同じ体制が続いたときの体の偏りが調整できます。

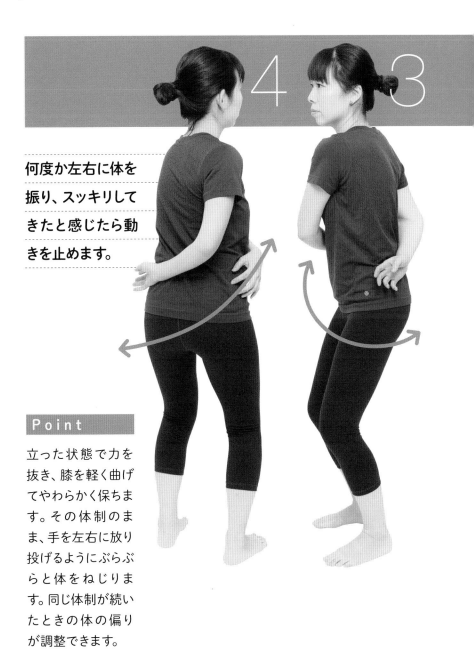

ゆらゆらとS字の動きを再現して全身の力を均等に抜いていく

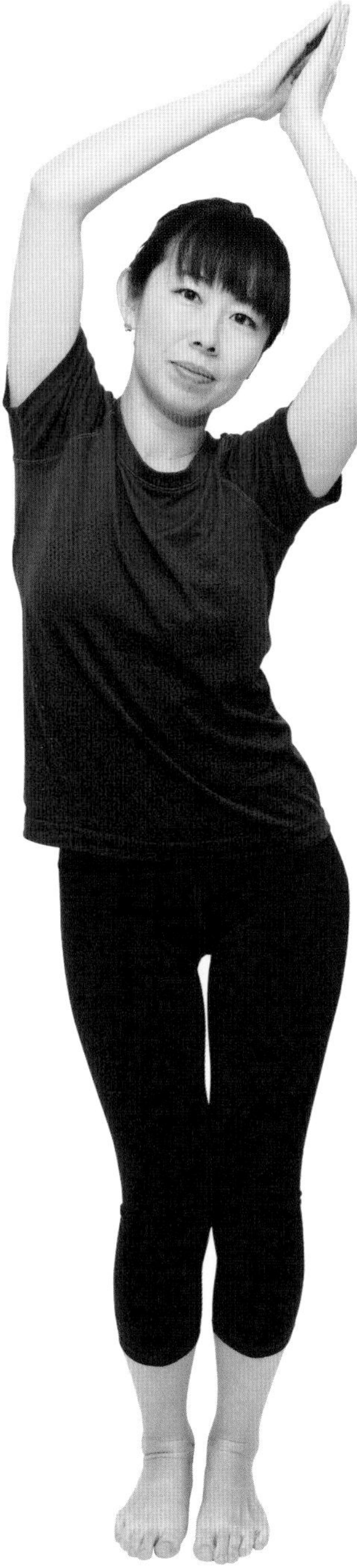

立った状態でも、仰向けになって横になった状態でやってもOKです。

Point

魚が泳ぐようなイメージで、体をS字に揺らしていきます。左右の腹斜筋、肩の三角筋の力が抜け、骨盤まわりをほぐす効果もあります。ゆっくり呼吸をしながら行いましょう。

仙腸関節の負担を和らげるバスタオル骨盤矯正

1

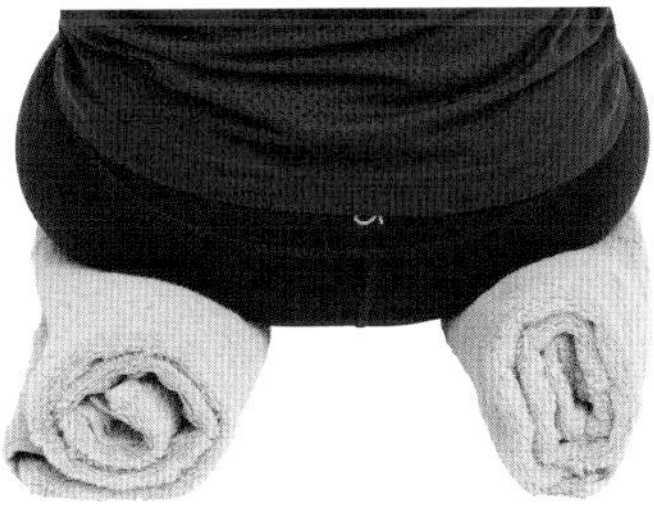

お尻の両側にバスタオル枕を敷き、その上に座る。骨盤が閉まる感覚を意識する。

2

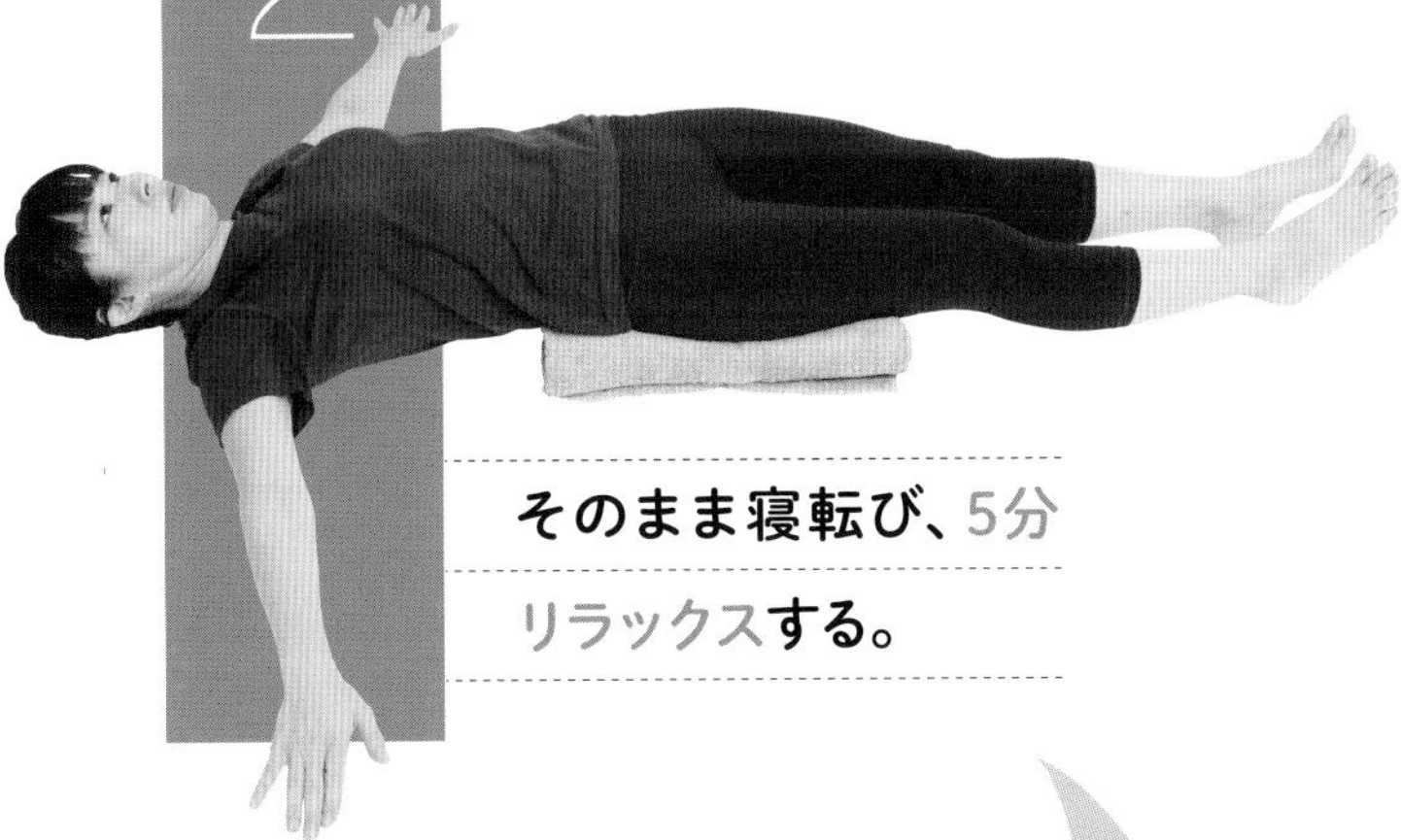

そのまま寝転び、5分リラックスする。

Point

バスタオル枕をお尻の下に敷き、そのまま寝転ぶことで仙骨を浮かし、骨盤を閉じるストレッチです。骨盤が閉じることで、仙腸関節へかかる負担が軽減され、腰まわりが楽になります。

バスタオル枕は、お尻の中心が床にわずかに触れない程度の高さが理想。お尻の中心部が床につかないよう、調整してください。

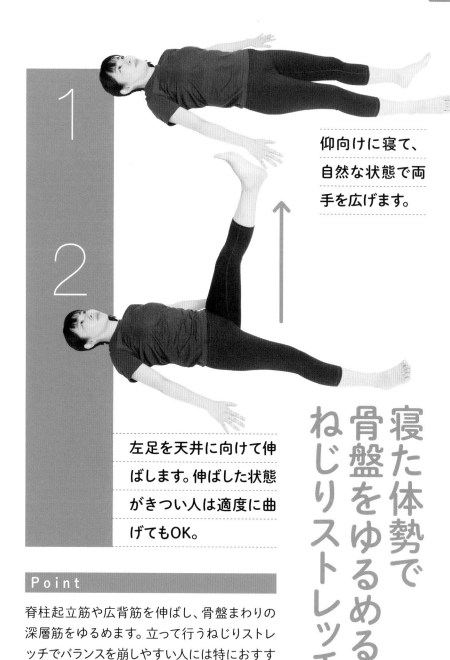

寝た体勢で骨盤をゆるめるねじりストレッチ

1

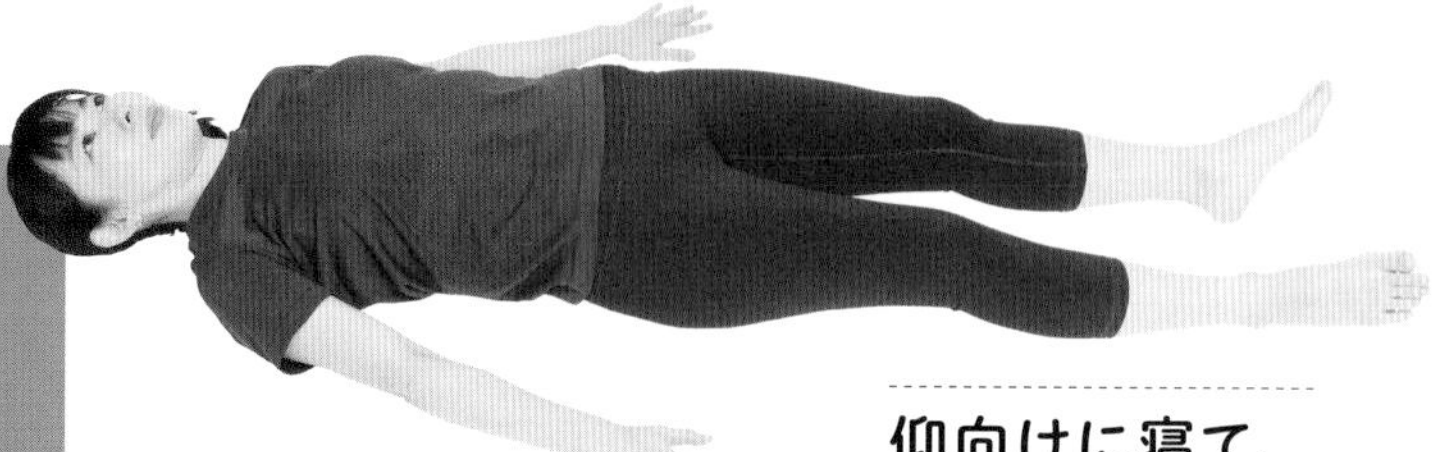

仰向けに寝て、自然な状態で両手を広げます。

2

左足を天井に向けて伸ばします。伸ばした状態がきつい人は適度に曲げてもOK。

Point

脊柱起立筋や広背筋を伸ばし、骨盤まわりの深層筋をゆるめます。立って行うねじりストレッチでバランスを崩しやすい人には特におすすめです。

3

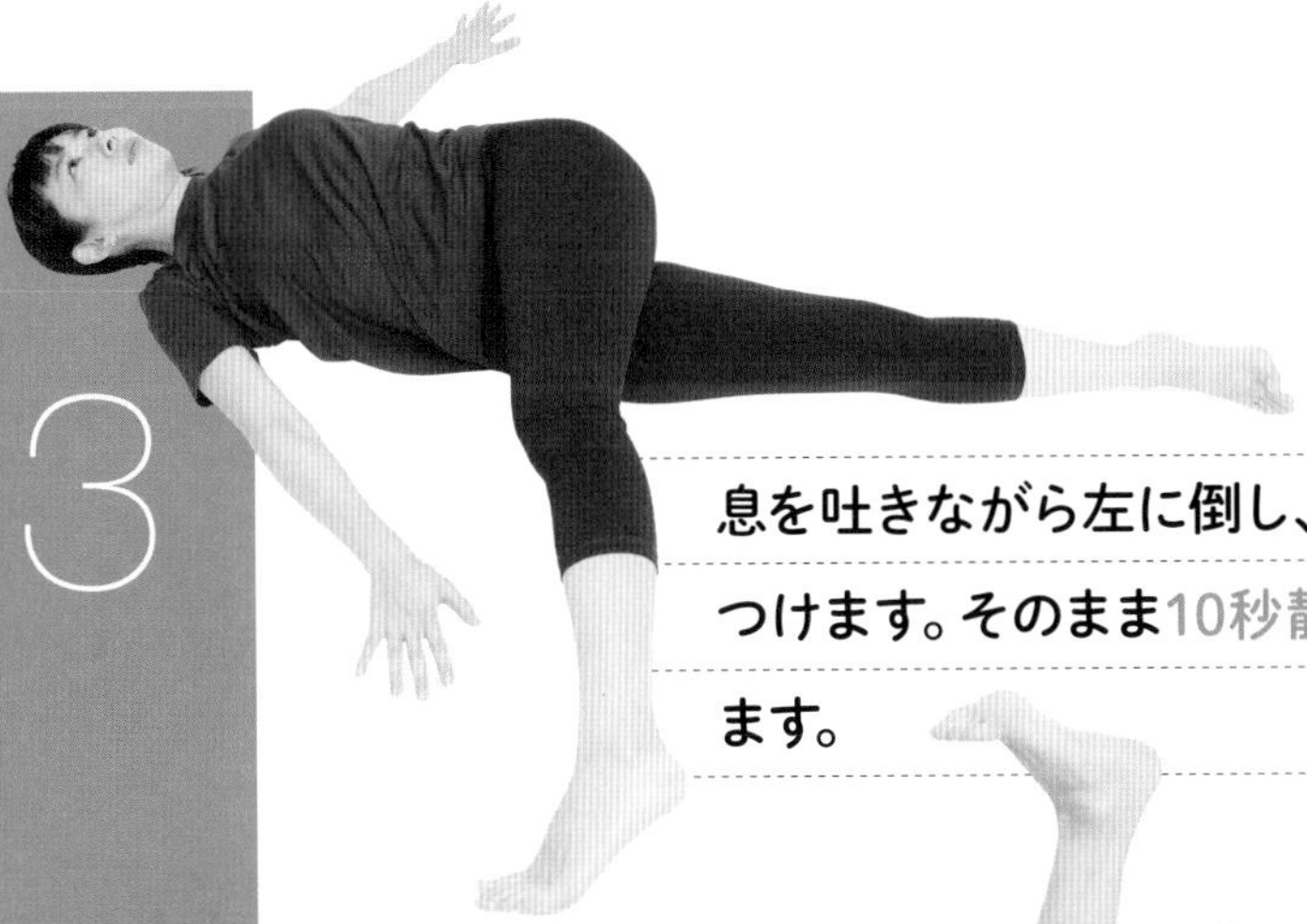

息を吐きながら左に倒し、床につけます。そのまま10秒静止します。

4

左足を戻して、右足を同様に上げます。

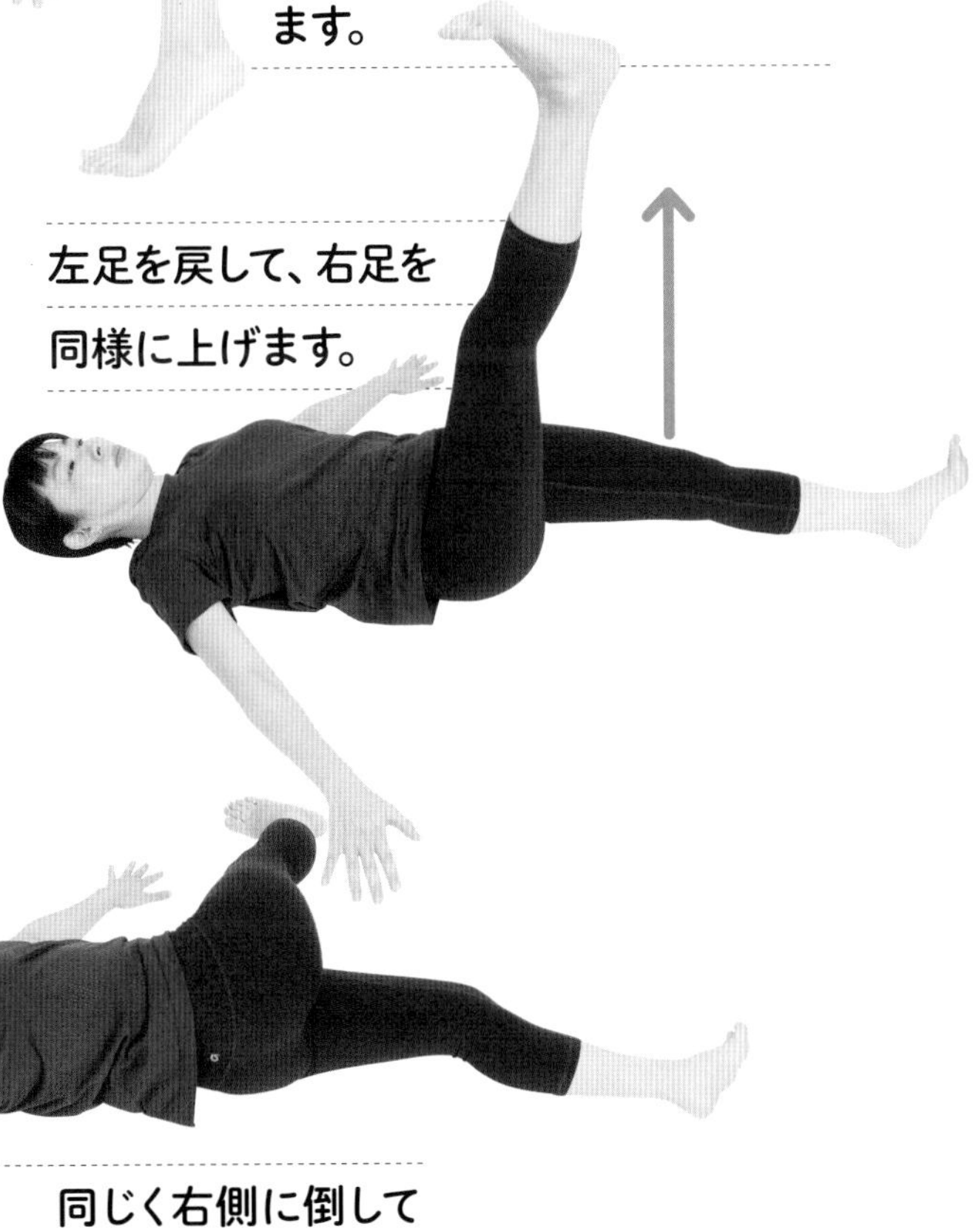

5

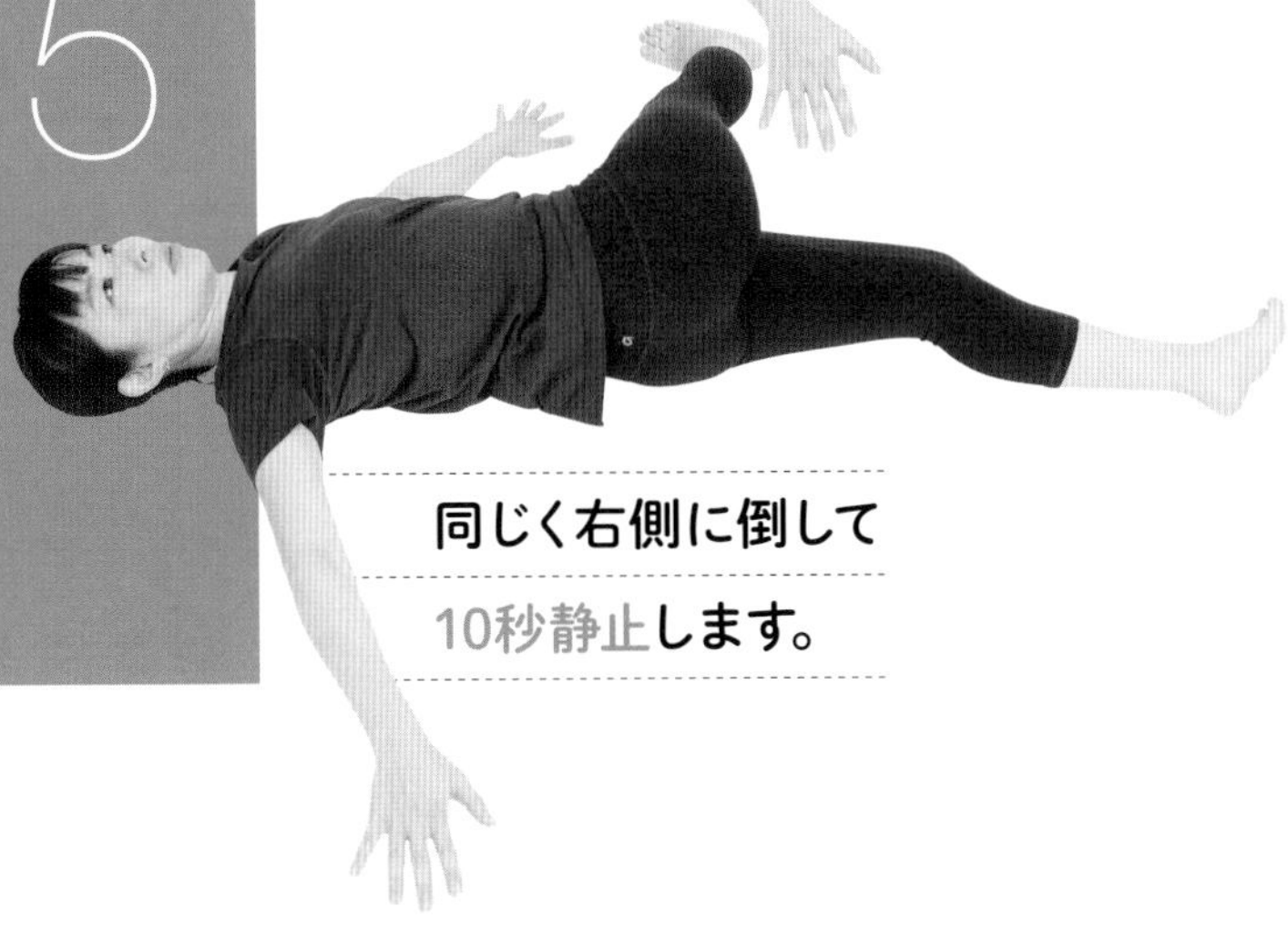

同じく右側に倒して10秒静止します。

寝た体勢で太ももの筋肉を伸ばす膝曲げストレッチ

左右交互に
5回

1

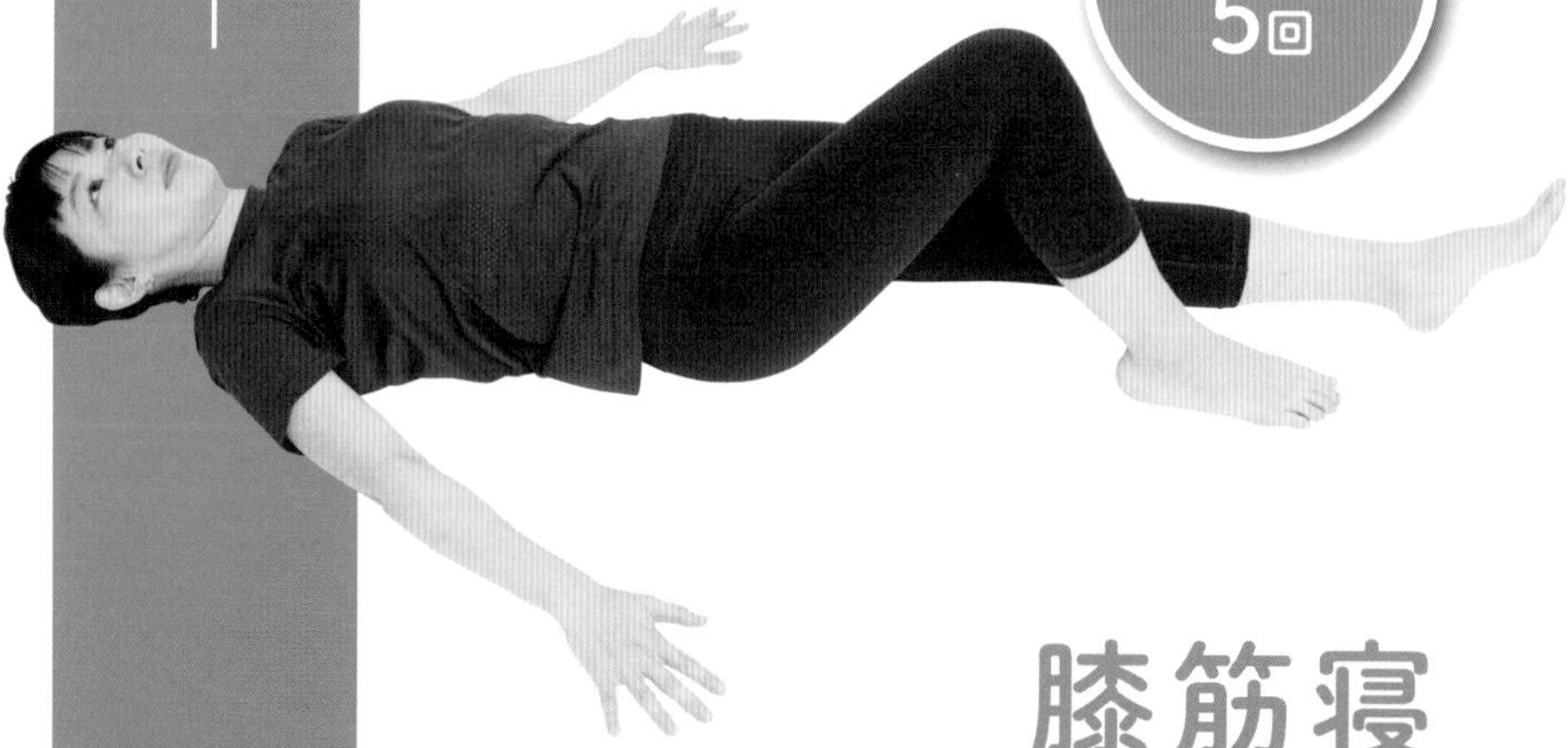

仰向けに寝て、自然な状態で両手をのばし、片膝を立てます。

Point

膝を曲げたり、倒したりすることで、太ももの筋肉が伸び、同時に骨盤周辺のリラックス感を感じられます。

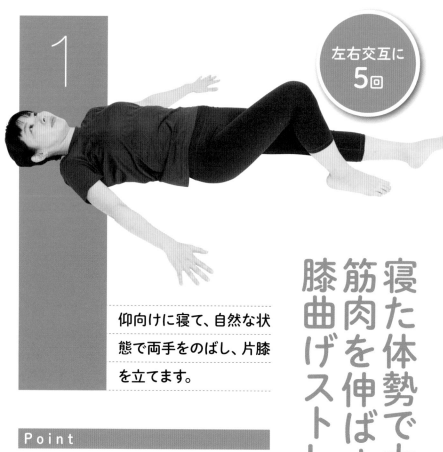

2

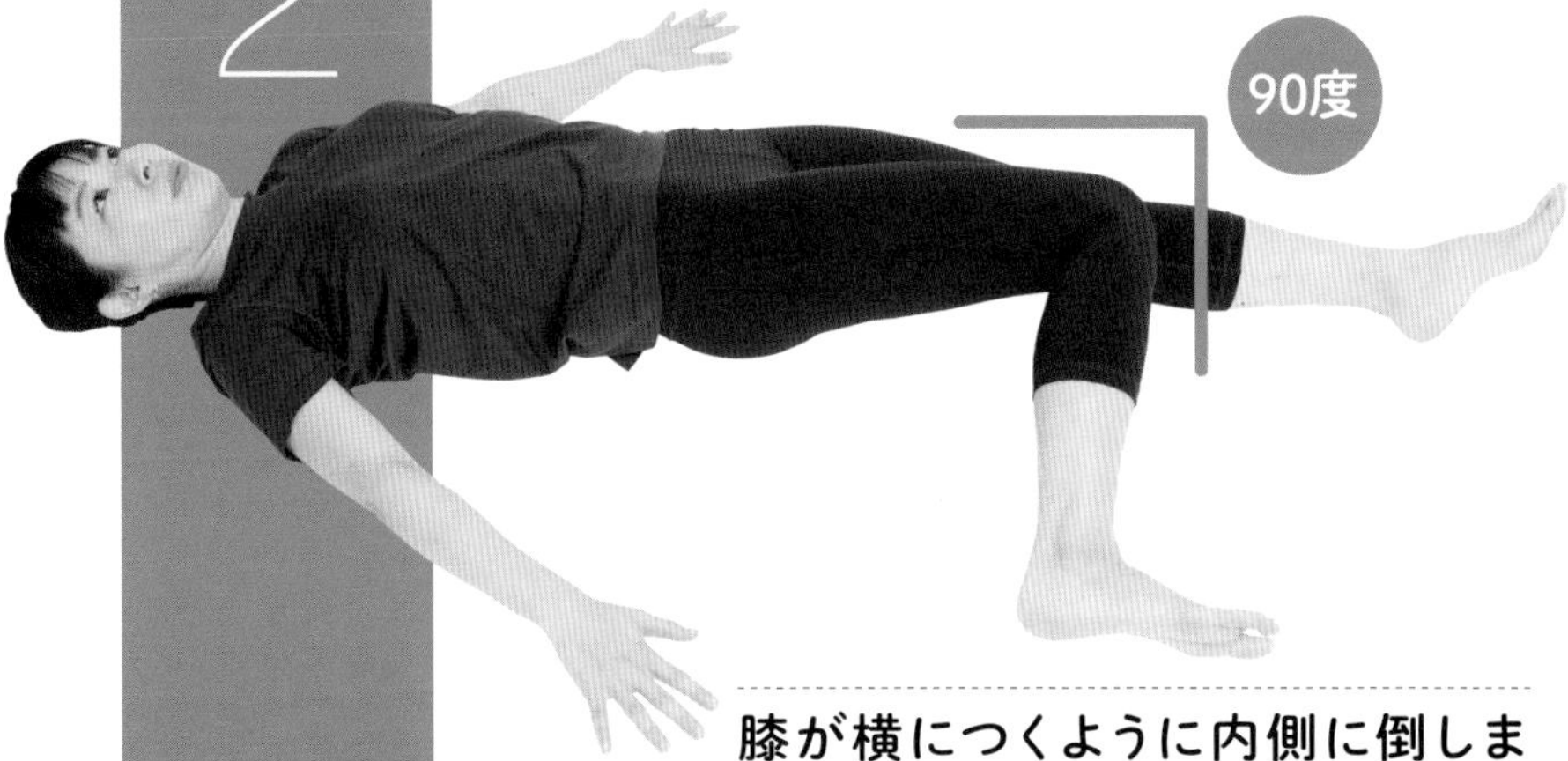

膝が横につくように内側に倒します。膝が90度になるように意識します。その体制で10秒キープ。

3

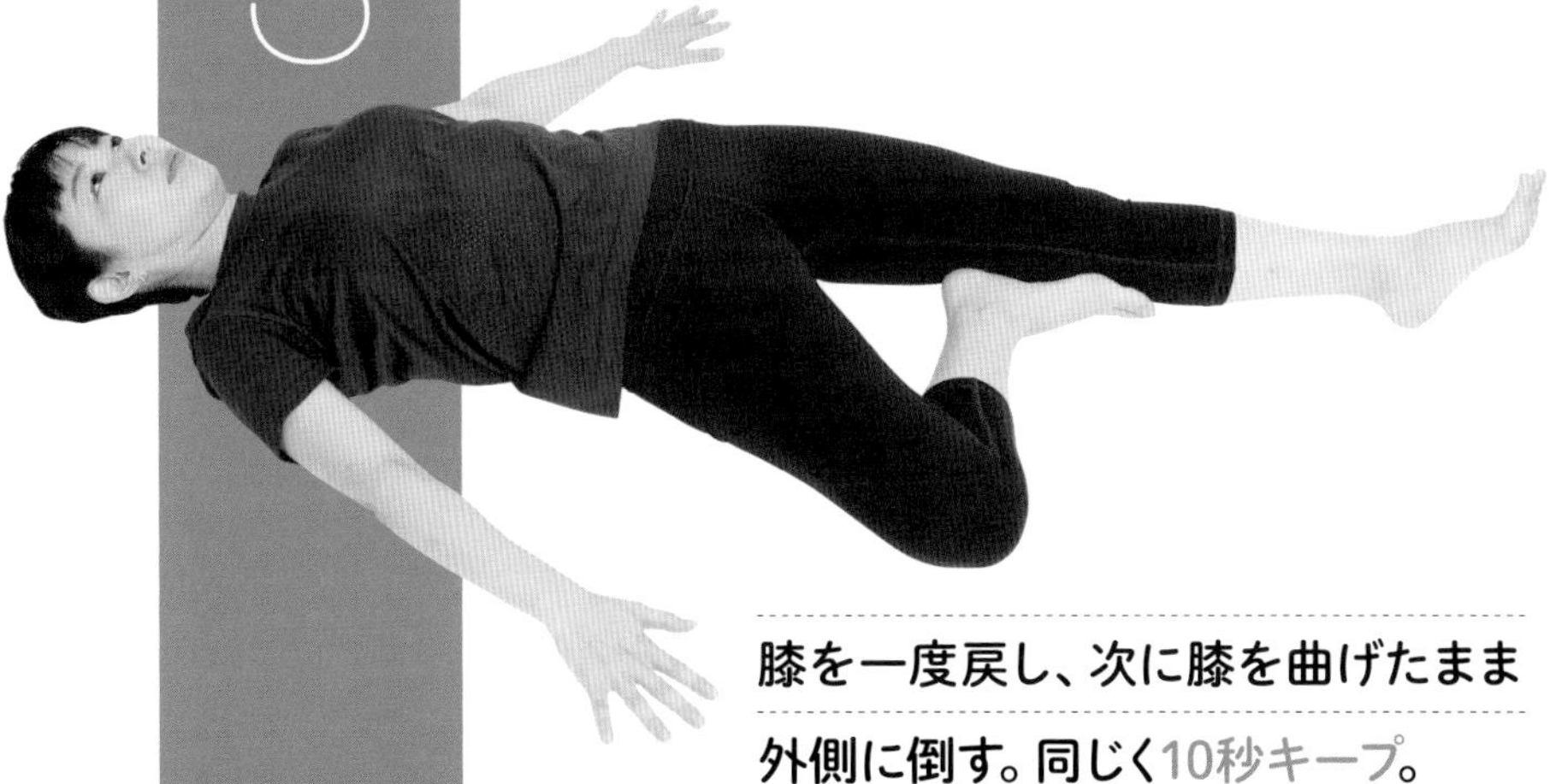

膝を一度戻し、次に膝を曲げたまま外側に倒す。同じく10秒キープ。

自宅で簡単に痛みを緩和できる
腰痛防止&予防のツボ

自宅でできる簡単な腰痛ケアの1つに、ツボ刺激があります。自分の手が届かない部位は、家族に協力してもらったり、治療院などでケアしてもらうとよいでしょう。

ツボ押し棒など、道具を使う方法もありますが、もっとも手軽にできるのはやはり指圧です。

また、痛みやしびれが出てから刺激しても構いませんが、日頃から自分の気になる症状に沿ったツボを指圧しておくと、症状の悪化を抑える効果も期待できます。

なお、ツボを見つけるのが難しいと感じる方もいらっしゃるかもしれませんが、次の4つの点を参考にして探すと、ツボの場所を探しあてやすくなります。

●指の横幅を基準にする（主に特定部位から指2本分を目安にすることが多い）

●皮膚の表面にくぼみや斑点がある場所を探す

●押すとやや痛かったりピリピリとした感じがする。もしくは気持ちいいと感じる
●押す場所にしこりがあり、押すと響く感じがする

ツボの位置は個人差があり、体調によって刺激の受け方が変わることもありますので、専門の治療家に教えてもらってもよいでしょう。ツボは左右対称にあるので、指圧をする場合はできるだけ両方均等に刺激するのがおすすめです。

次に、効果的な押し方の基本を押さえておきましょう

❶親指で押す

力を入れやすい親指が使いやすいでしょう。押しにくい部位の場合は、人差し指や中指を使っていきます。

❷呼吸に合わせて押す

ツボに指をあて、息を吐きながら5秒程度押します。次に息を吸いながら3秒程度かけて力を抜きます。1つのツボで7～8回繰り返すとよいでしょう。

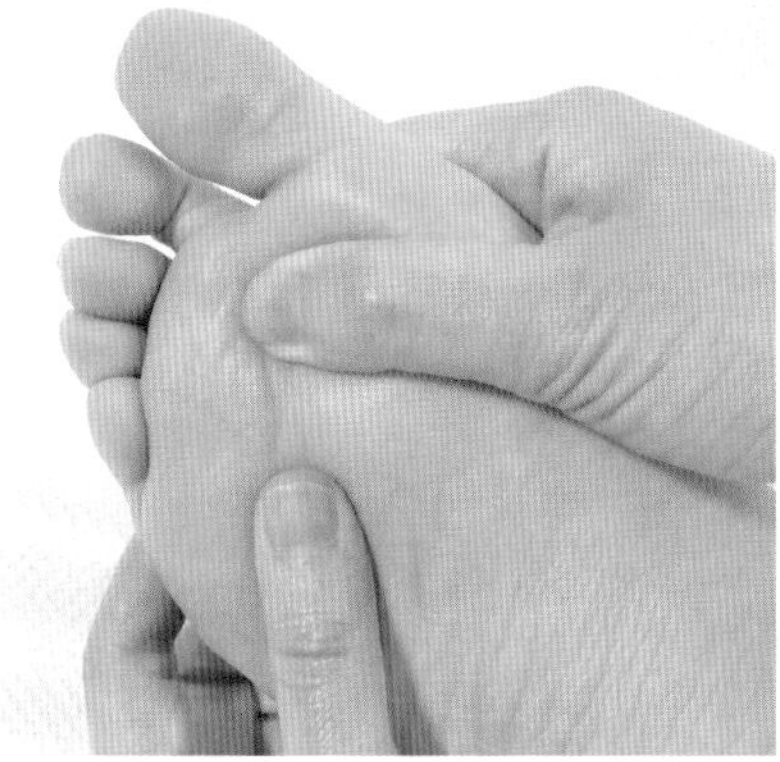

基本的には気持ちいいと感じる程度の力で押すのが理想。痛いのを我慢して押したり、体調が悪いときに強く押すのは禁物です

大腸兪《だいちょうゆ》

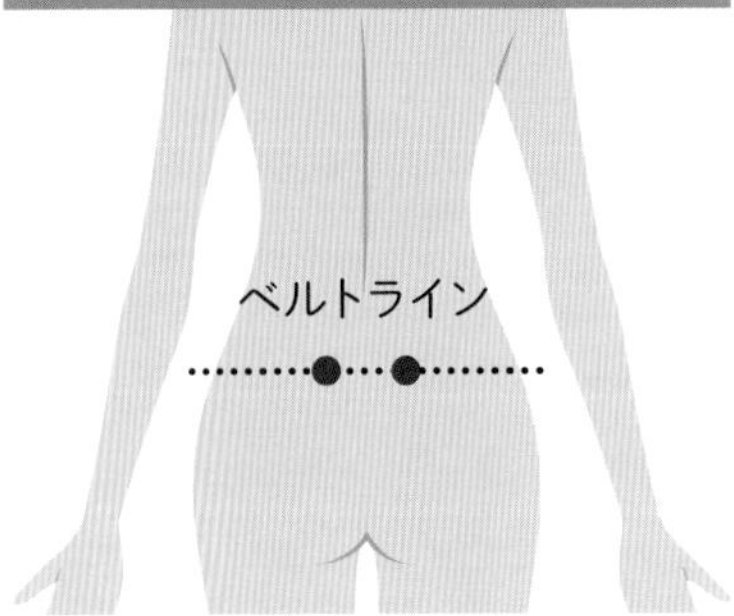

脊柱管近辺の**筋肉をゆるめる**ツボ。腎兪の下方、左右の骨盤の上端を結んだところ。腰椎をはさんだ両側付近の箇所。

腎兪《じんゆ》

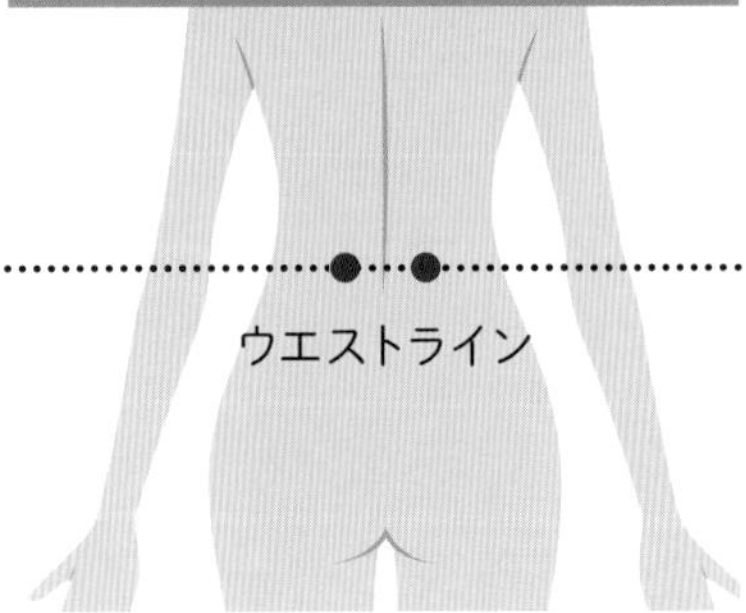

腰痛や腰の**冷え**など、**腰のトラブル全般に効果的**なツボ。腰のくびれた部分、背骨から左右に指2本分離れた箇所。

太谿《たいけい》

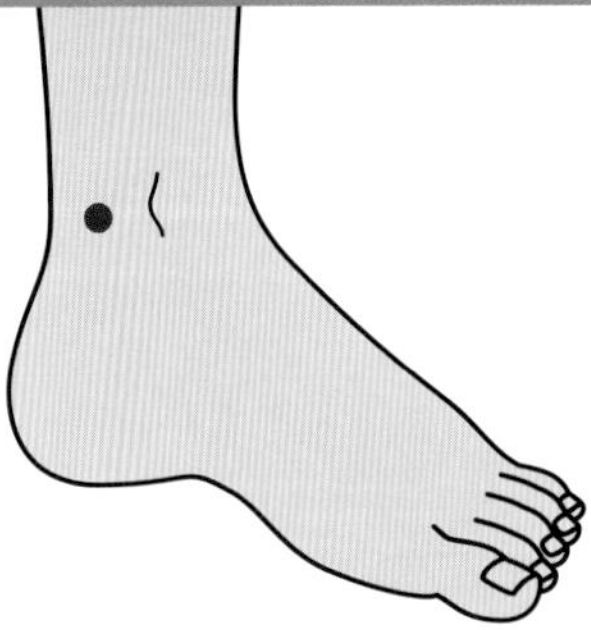

腰まわりの重だるさを解消し、**免疫力も上げてくれる**ツボ。足の内くるぶしと、その後ろにあるアキレス腱との間を狙う。

湧泉《ゆうせん》

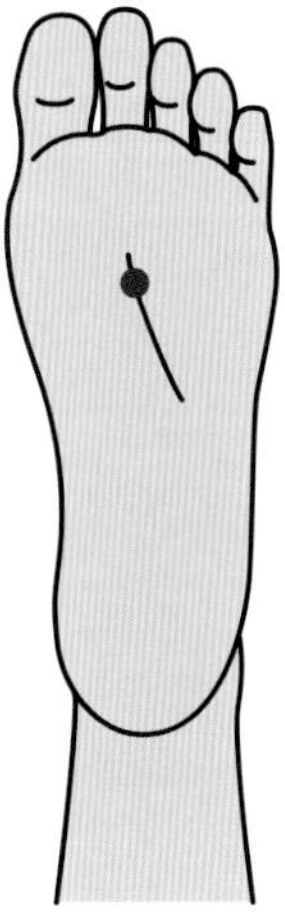

腰痛、冷え、むくみなどにも効果があり、**生命力や活力を上げてくれる**ツボ。足裏の中央よりもやや上、親指側と小指側の肉が盛り上がって交差するあたり。

中《ちゅう》封《ほう》

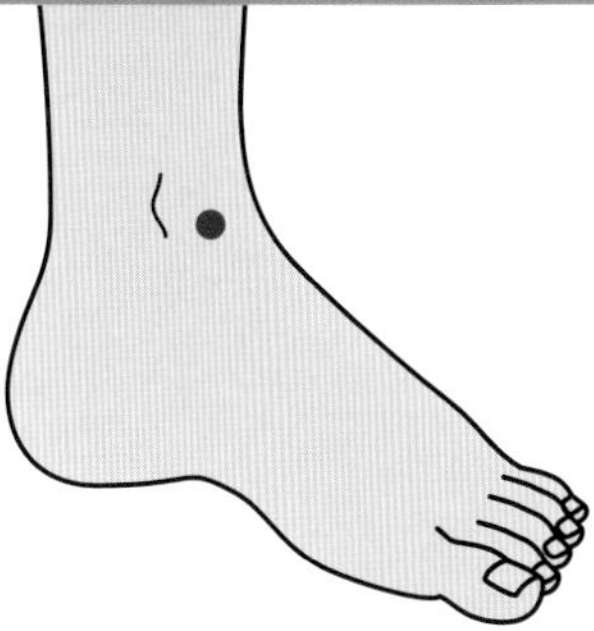

肝経の流れをよくするツボ。足の内くるぶしの前側の少し下のあたりで、足首を甲のほうに曲げるとできるくぼみを狙う。

太《たい》衝《しょう》

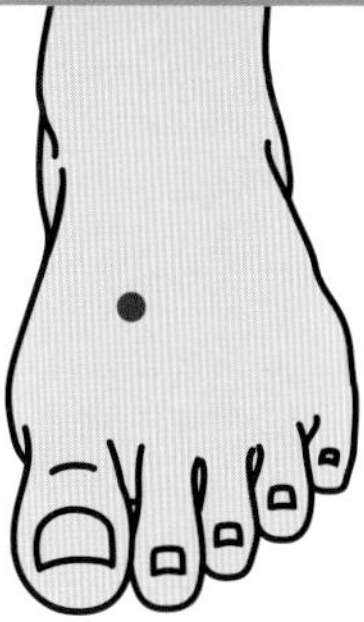

親指と人差し指の骨と骨の合流点あたりを狙う。長時間歩いて痛みが起こっていたりするときに効果的。

府《ふ》舎《しゃ》

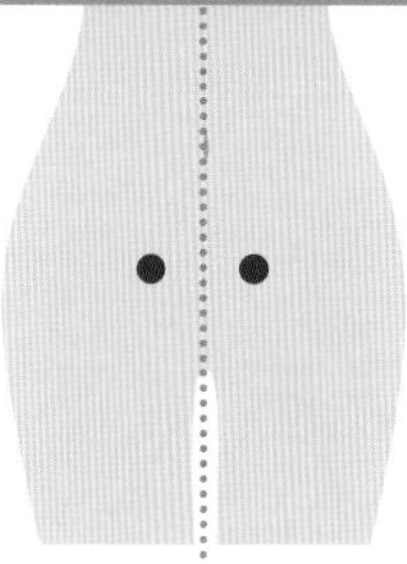

お腹の筋肉をゆるめてくれるツボ。左右のそけい溝（太もものつけ根のシワあたり）の中央から指2本分。仰向けになり膝を立てた状態で押すとより効果的。

陰陵泉《いんりょうせん》

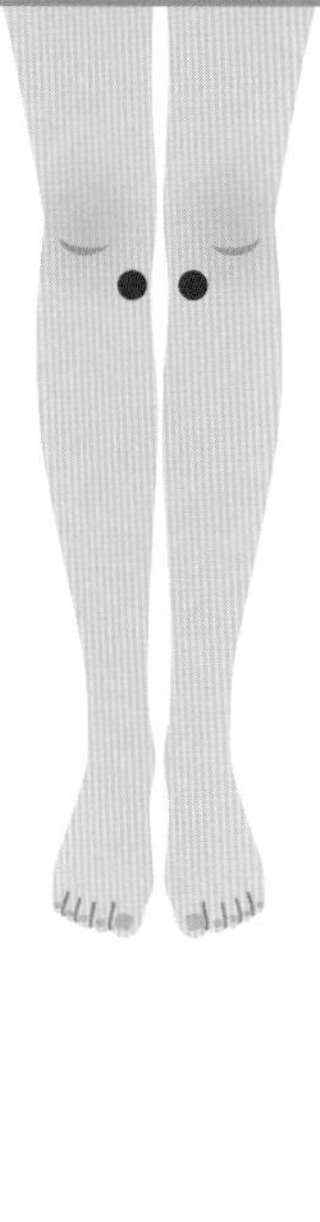

着座姿勢が長いことなどで腰痛が出てきた人に効果があるツボ。膝の内側の膨らみの下、骨が後ろに回りはじめるところ。

うつぶせの状態で腰を浮かし腰とお尻の緊張をとる

Point

バスタオル枕（87ページ参照）を3セット作ってお腹の下に置き、その上に覆いかぶさるようにうつぶせになります。力を抜いて、腰やお尻の上部が伸びているのを感じます。

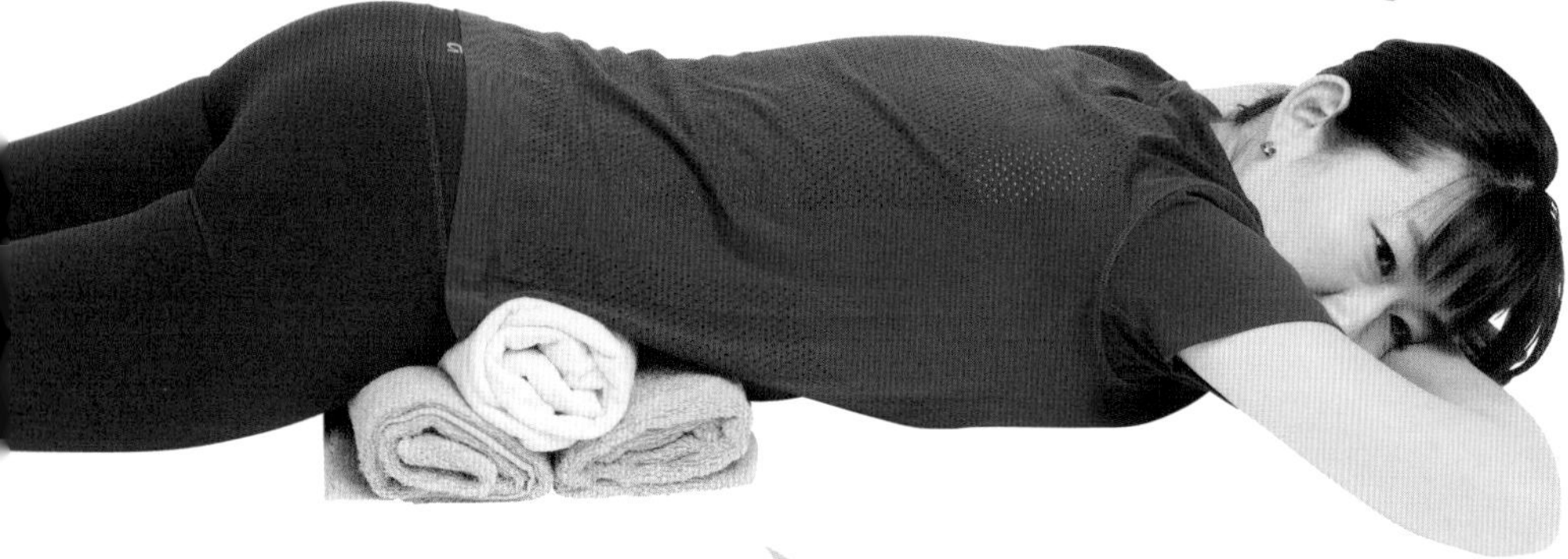

バスタオル枕は、腰の状態によって数を減らしてもOKです。痛みがあるときは、ストレッチをする前に行うのも効果的です。

冷えを遠ざけることは痛みを遠ざけることでもある

冷えは悪循環のはじまりと言い換えることもできるほど、健康問題の要因になりやすい要素です。体が冷えると筋肉が硬くなり血行不良になります。逆に筋肉が硬くなることで血行不良になり、体が冷えることもあります。

疲労性の腰痛や椎間板ヘルニア、脊柱管狭窄症などによる腰痛では、冷えがきっかけとなって症状があらわれることもしばしば。しかし言い方を変えると、冷えを取り除くことによって痛みを緩和することもできるのです。

冬場だけでなく夏場でも、体を冷やしすぎることがないように部屋の温度を快適に保つことが腰痛を遠ざける意外な近道なのです。

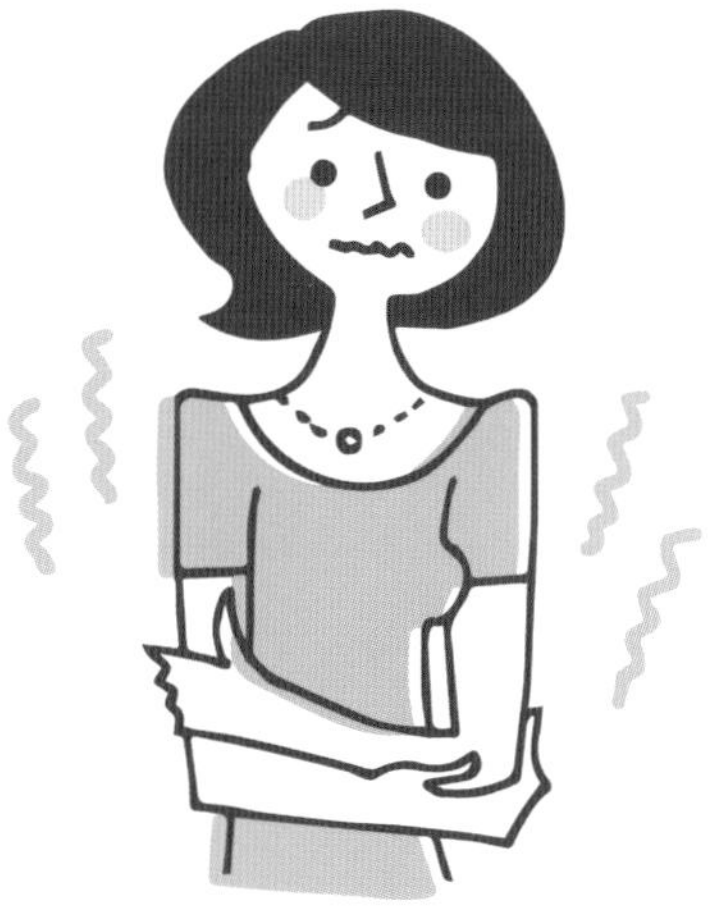

上半身を前後に動かすだけで広背筋を強化する

1

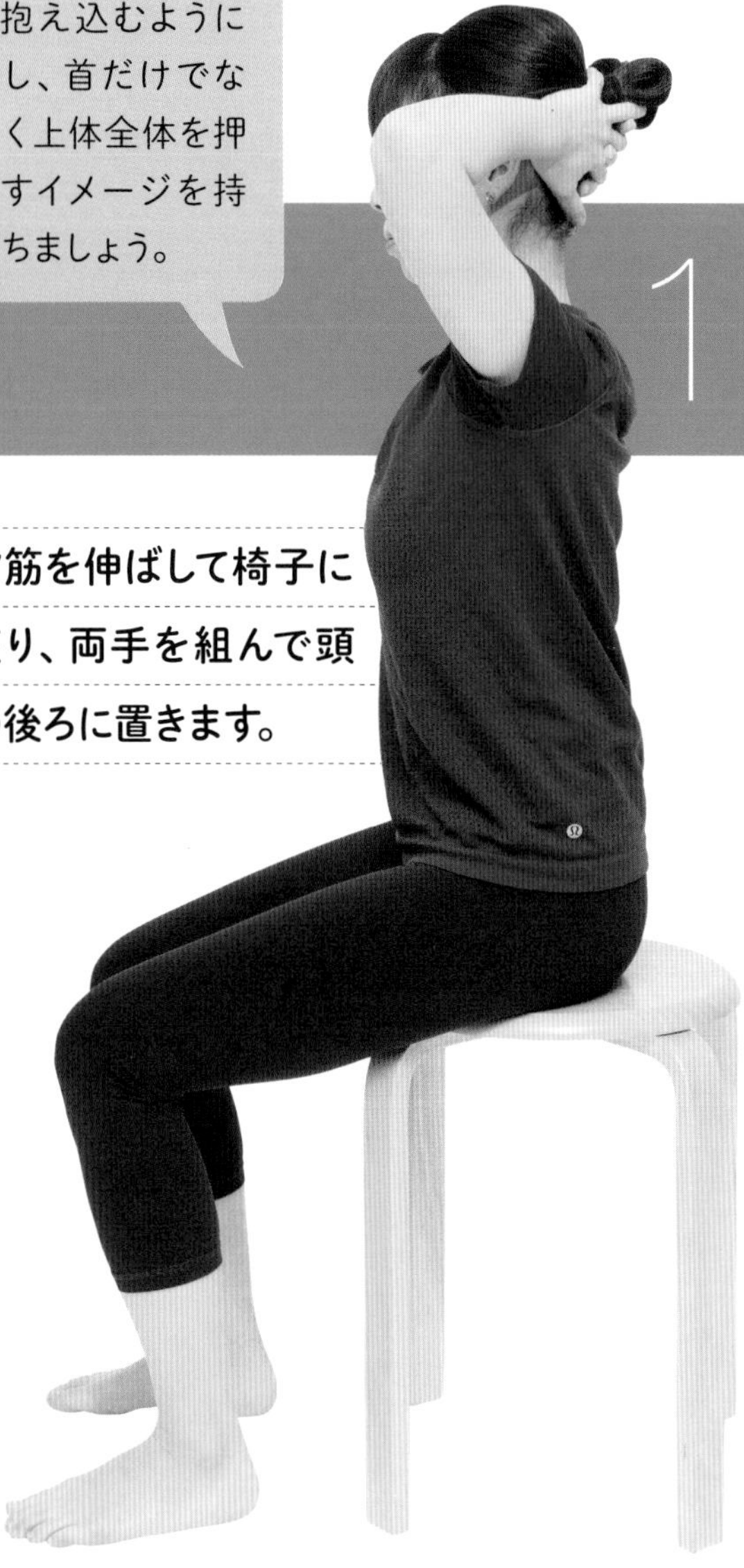

両手で後頭部を抱え込むようにし、首だけでなく上体全体を押すイメージを持ちましょう。

背筋を伸ばして椅子に座り、両手を組んで頭の後ろに置きます。

Point

両手を使って体を前に倒す力を生み出し、上体だけで後ろに戻す力を拮抗させる状態をつくることで、広背筋に適正な負荷をかけていきます。広背筋だけでなく、腰まわりの広い筋力アップにつながります。

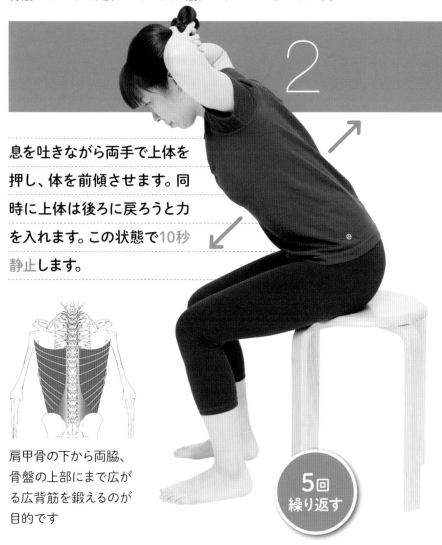

2

息を吐きながら両手で上体を押し、体を前傾させます。同時に上体は後ろに戻ろうと力を入れます。この状態で10秒静止します。

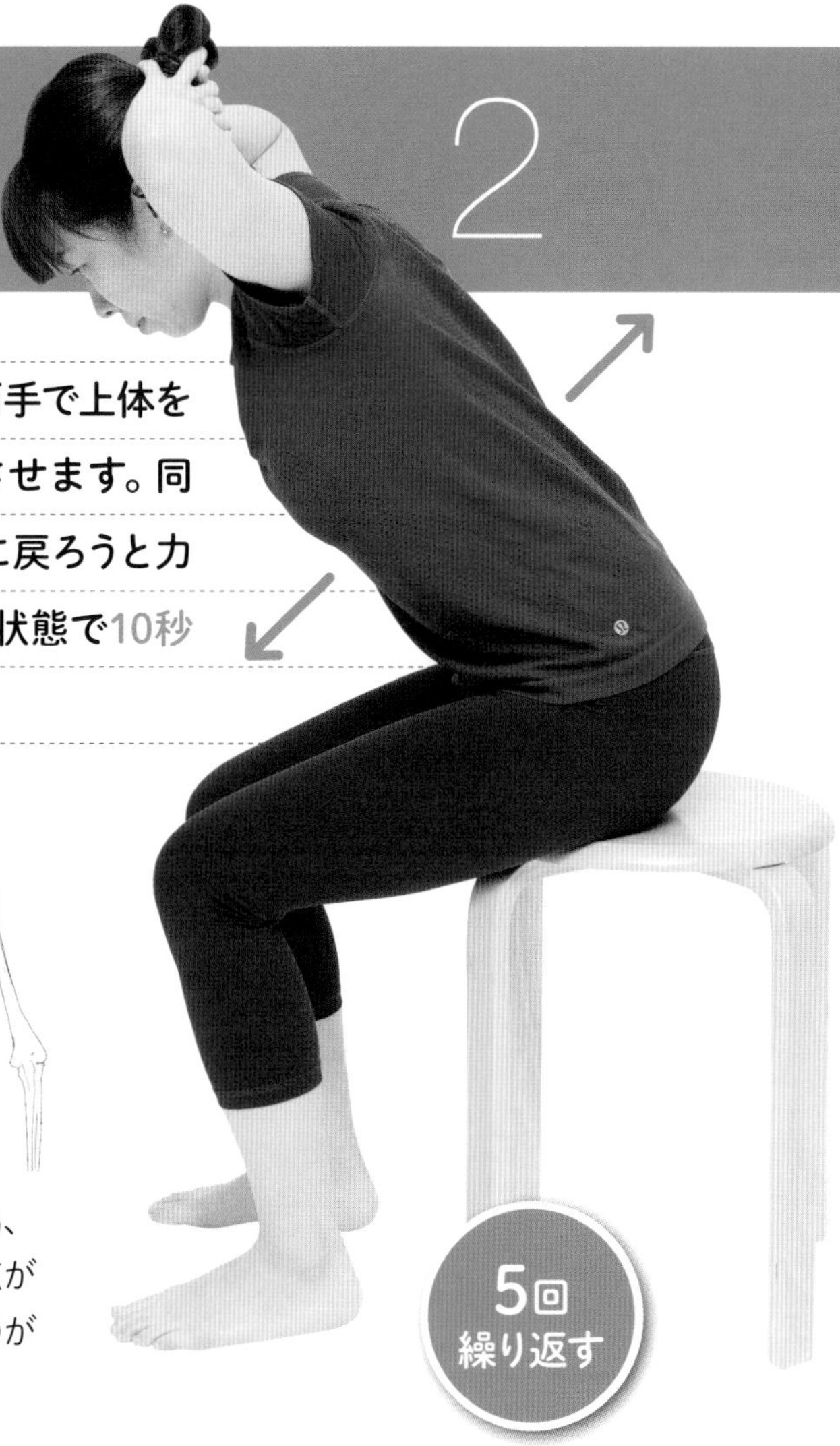

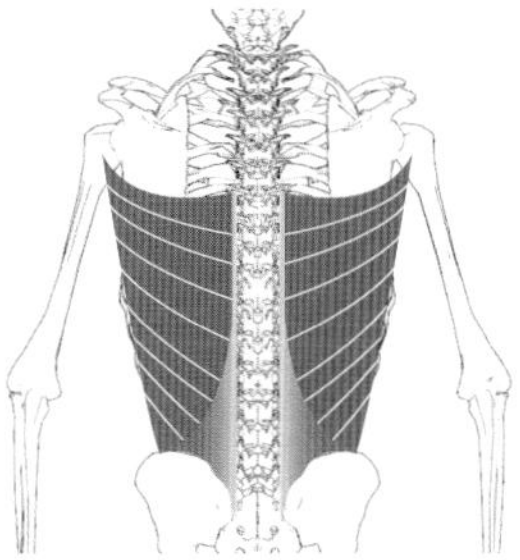

肩甲骨の下から両脇、骨盤の上部にまで広がる広背筋を鍛えるのが目的です

ソファに座ったまま足を上げ下げし インナーマッスルと腸腰筋を鍛える

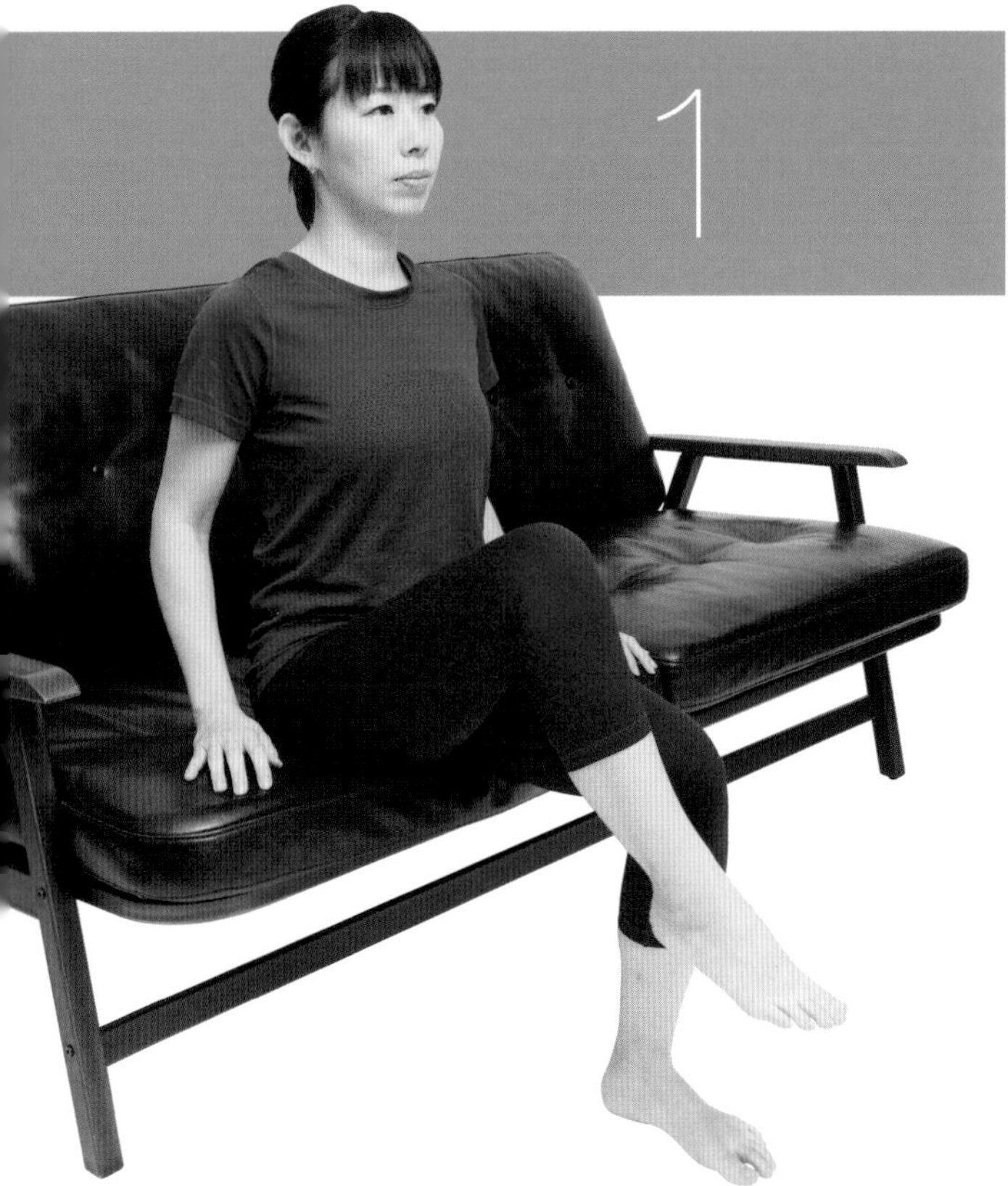

安定したソファに浅く座ります。両手は体の横に置き、脱力した状態にします。まずは片足を上げて10秒静止し、ゆっくりと降ろします。

Point

腹部のインナーマッスルと腸腰筋を鍛えるための筋トレです。ソファなどに浅く座り、左右の足を交互に上げるだけ。太ももの内側にある大腿二頭筋に負荷がかかっていることを意識しましょう。

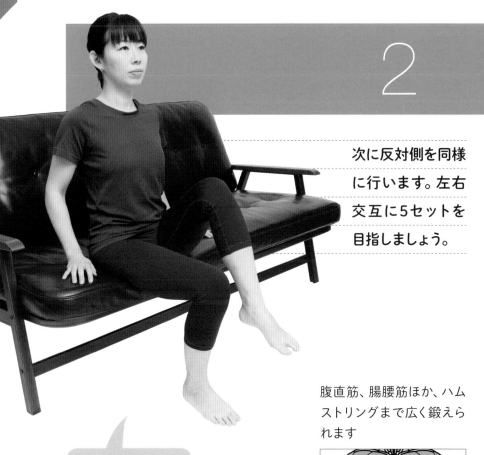

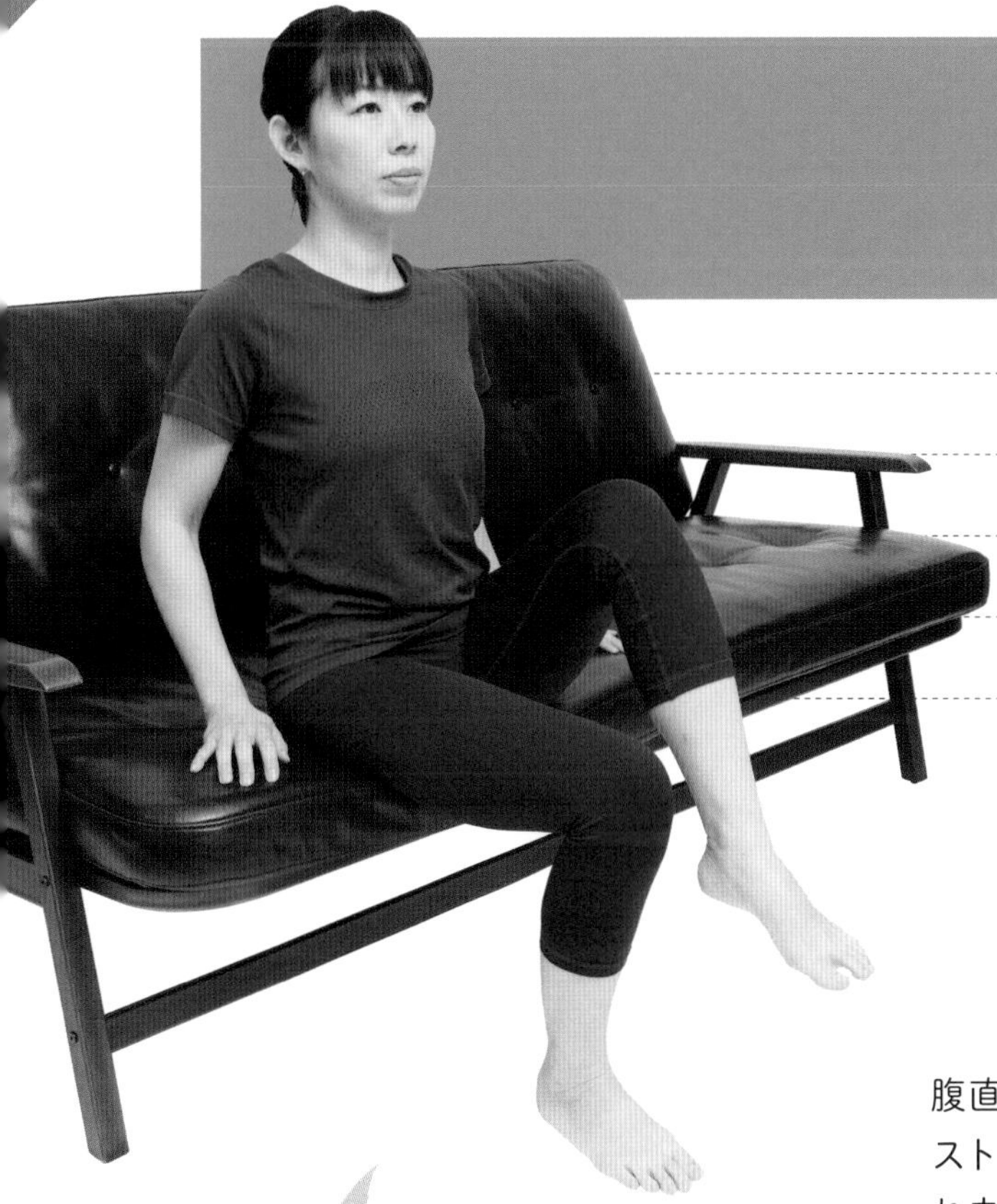

2

次に反対側を同様に行います。左右交互に5セットを目指しましょう。

ゆっくりと息をしながら、お腹の筋肉が動いていることを確認しましょう。足を上げる位置は少しきついと感じる程度の高さにします。

腹直筋、腸腰筋ほか、ハムストリングまで広く鍛えられます

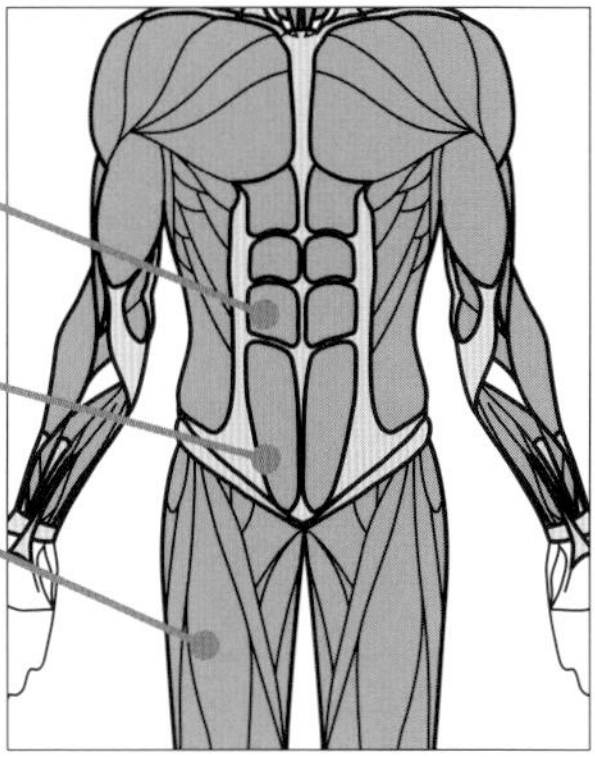

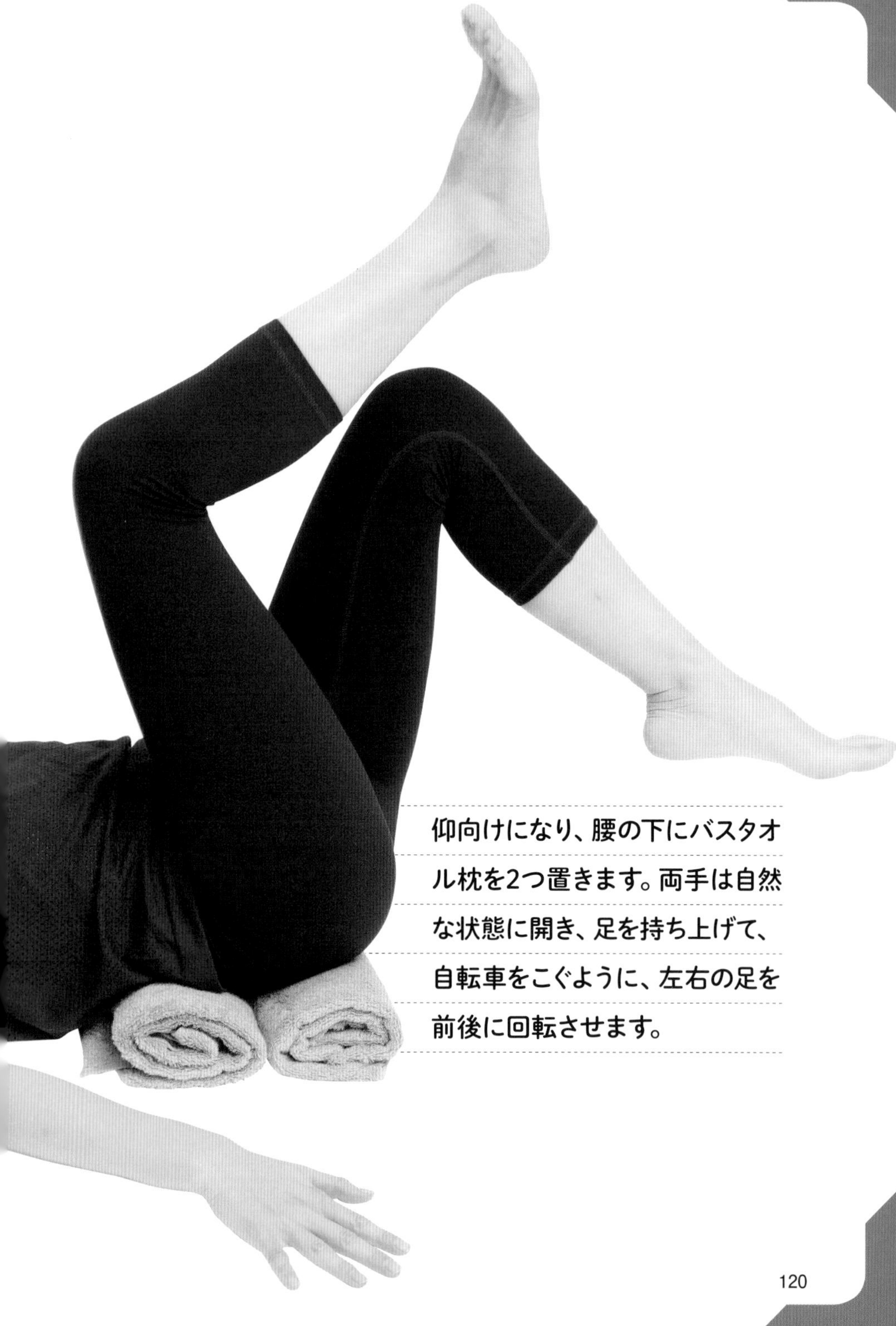

仰向けになり、腰の下にバスタオル枕を2つ置きます。両手は自然な状態に開き、足を持ち上げて、自転車をこぐように、左右の足を前後に回転させます。

自転車をこぐ要領で腸腰筋・腰まわり・腹筋を同時に鍛える

Point

膝や太ももを持ち上げようとするのではなく、下腹部に力を入れて、足のつけ根から持ち上げ、動かすときもつけ根から大きく動かすようにします。

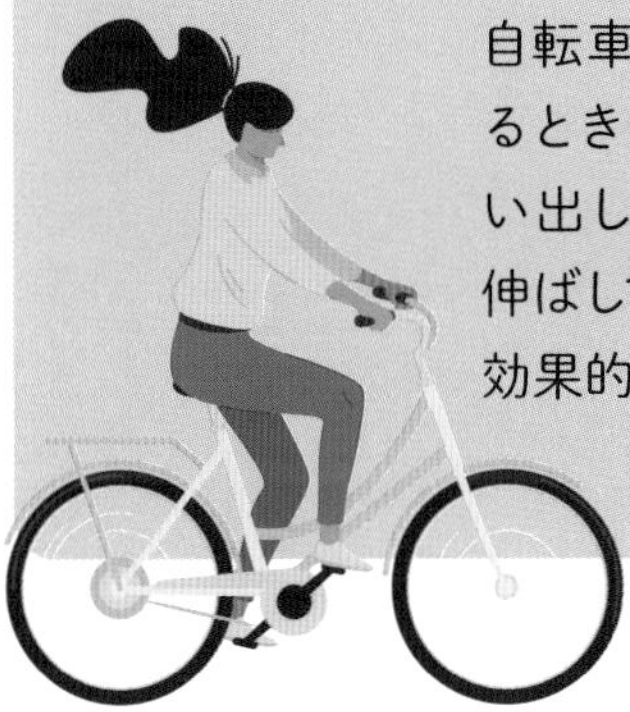

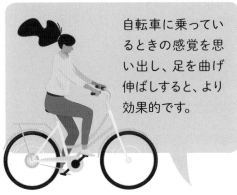

自転車に乗っているときの感覚を思い出し、足を曲げ伸ばしすると、より効果的です。

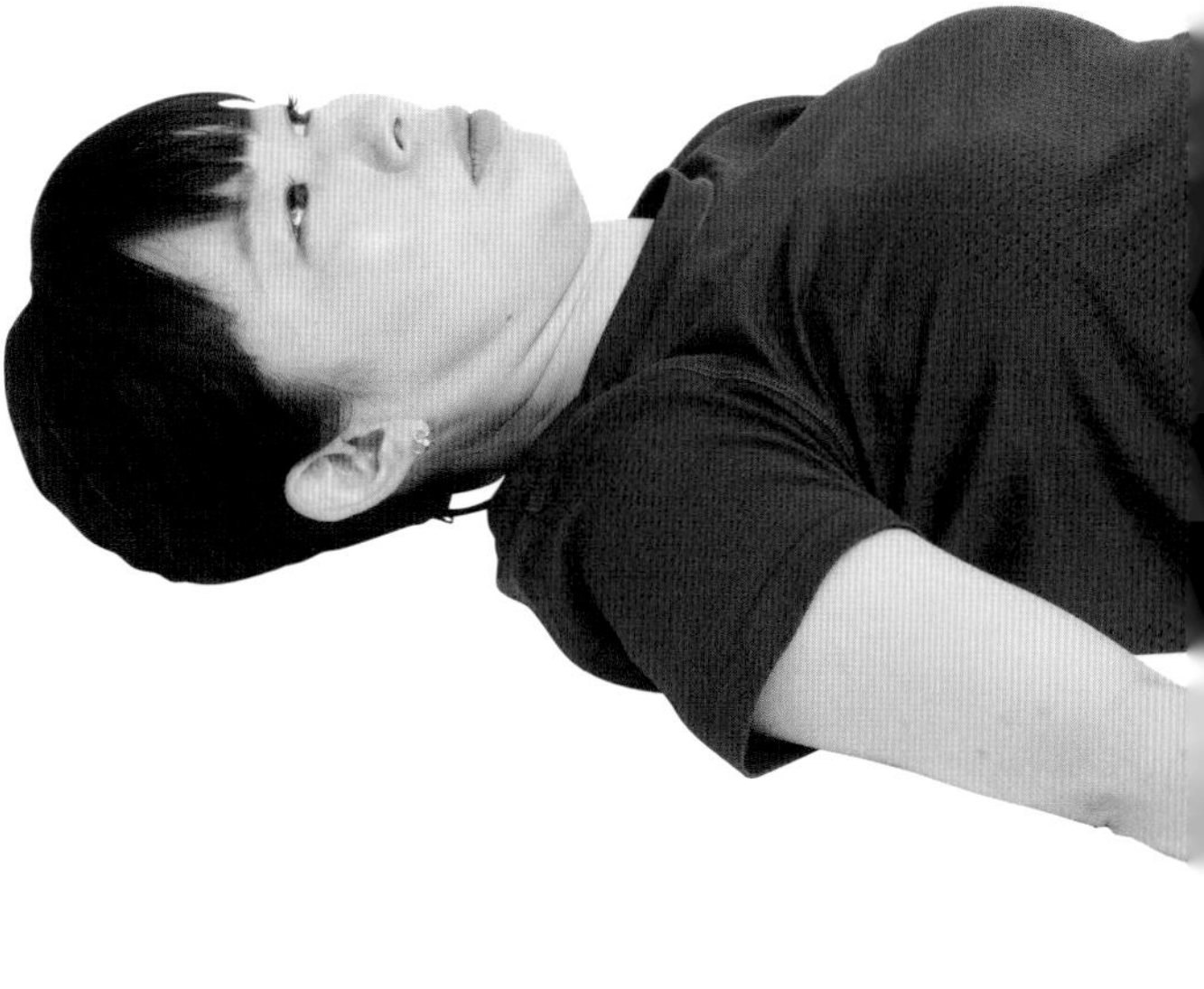

腰に負担をかけないように胸で空気を押すように歩く

腰に負担がかからないように歩くためには、正しい姿勢を維持することが必要。正しい姿勢というのは、立っていても座っていても背骨がきれいなS字を描いているという状態。頭は、その上に乗っているだけです。

頭が体の前に出た姿勢だと、背中が丸まってしまい、骨盤が後ろに傾いてしまいます。すると、姿勢を維持するために必要な筋肉が固まってしまうことがあるのです。

このバランスを崩さずに歩こうとすると、歩き方も意識していく必要があります。日本人の多くは、かかとをつけた後に足の裏の外側から地面につけるという歩き癖があります。腰に負担をかけない歩き方としては、かかとから着地し、内側のくるぶしの下あたりを重心が移動するようにしながら、真っすぐにつま先に向けて体重が乗っていくというイメージを持ちましょう。同時に、胸で前方の空気を押すというイメージで歩くことが重要です。胸で空気を押すと、そり腰になりません。

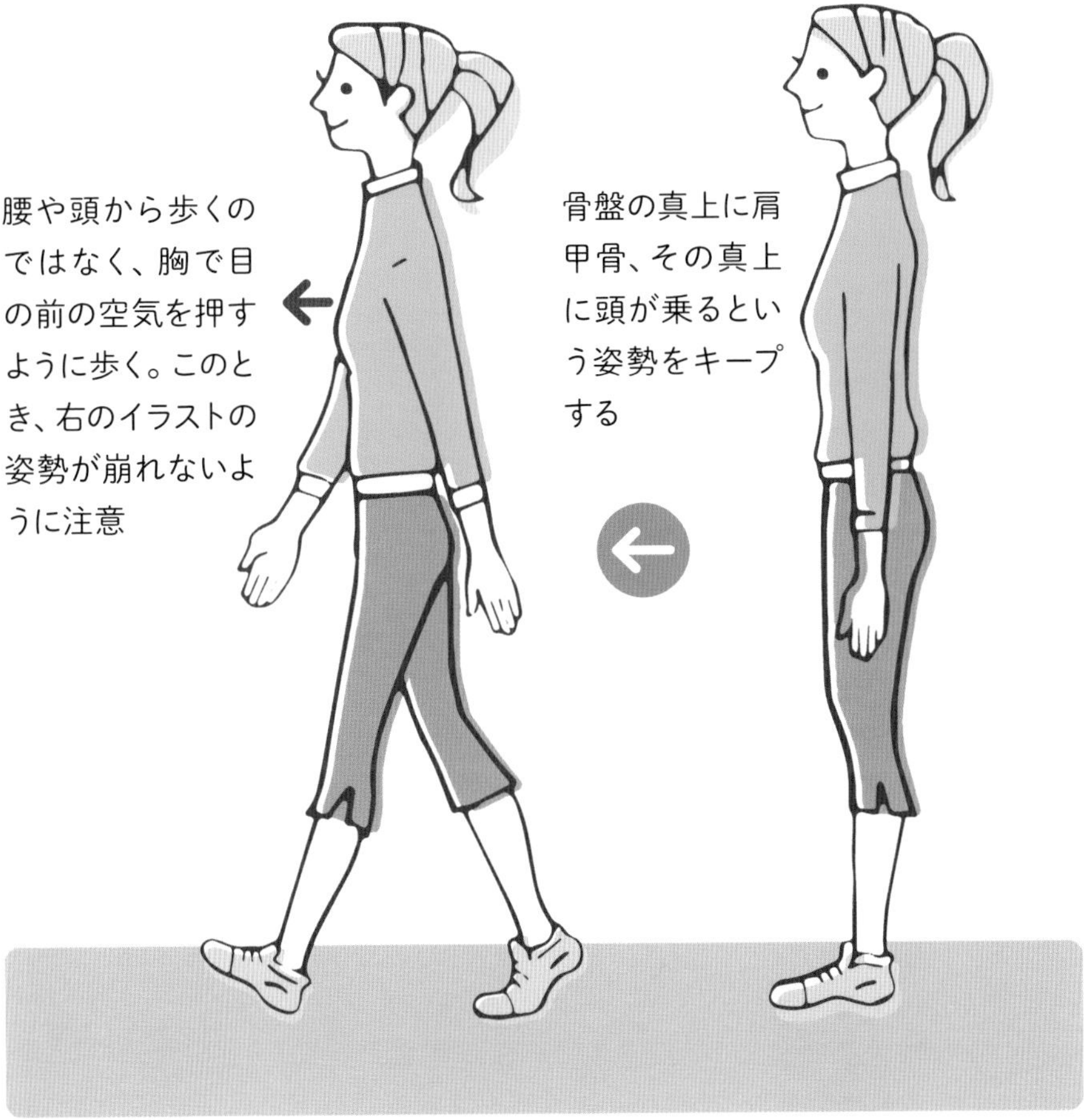

腰や頭から歩くのではなく、胸で目の前の空気を押すように歩く。このとき、右のイラストの姿勢が崩れないように注意
骨盤の真上に肩甲骨、その真上に頭が乗るという姿勢をキープする

腰の痛みが強いときは、楽に歩く方法を選びましょう。前かがみになると脊柱管が広がり、痛みが緩和されますので、杖など支えになるものを持って歩くとよいでしょう。

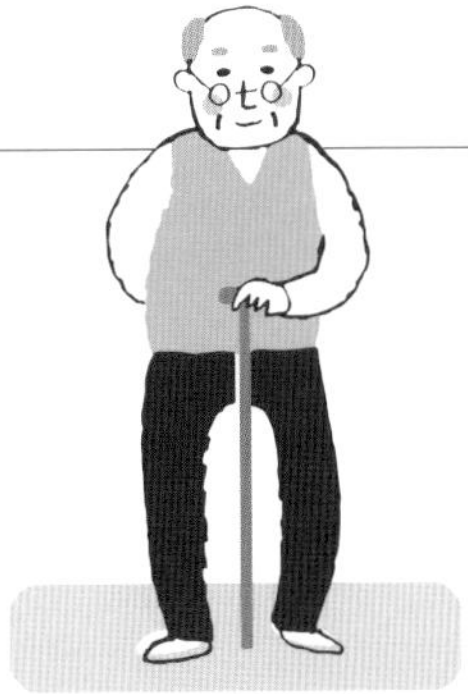

適切な高さの椅子を見つけて骨盤を傾倒させずに固定して座る

正しい立ち姿勢は、骨盤の真上のラインに肩甲骨が位置し、その真上に頭蓋骨が置かれている状況です。座り姿勢の基本も、立ち姿勢と変わりません。

しかし、座り姿勢の場合、立ち姿勢よりも姿勢が崩れやすくもあります。姿勢が崩れる大きな要因になるのは椅子。例えば、ソファに座るとき、腰を浅く座らせ、ゆったりと背をもたげて座ると、自然に背中は丸くなってしまいます。また、腰の高い椅子に座ると、足がぶらついて、自然に背中の筋肉で前かがみになるのを避けようとします。

これらはすべて、骨盤を起点にして体がバランスをとれる座り方ではありません。

座り方で、もっともバランスがとれた座り方は正座であるといわれています。

しかし、現代人は、正座に慣れていない人のほうが多いので、長時間正座をするのは難しいでしょう。どうしても椅子に頼りがちですが、足が浮き上がらず、かつきちんと足裏が地についている椅子を選ぶようにしたいものです。仕事でもプライベートでも、座ってみて、正座と同じような姿勢を維持しやすく、背中や首への負荷がない椅子を選ぶのが理想的です。

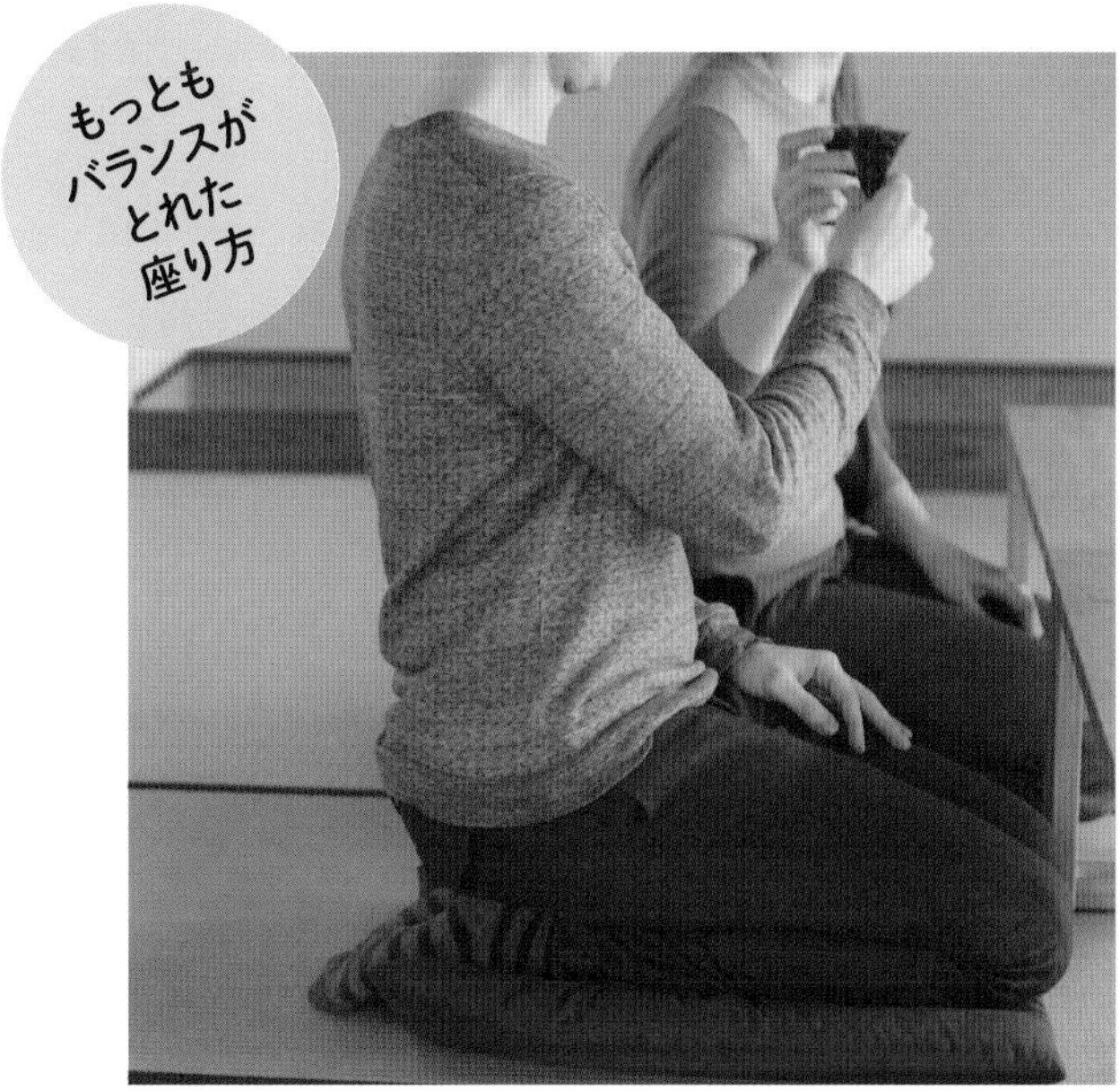
もっとも
バランスが
とれた
座り方

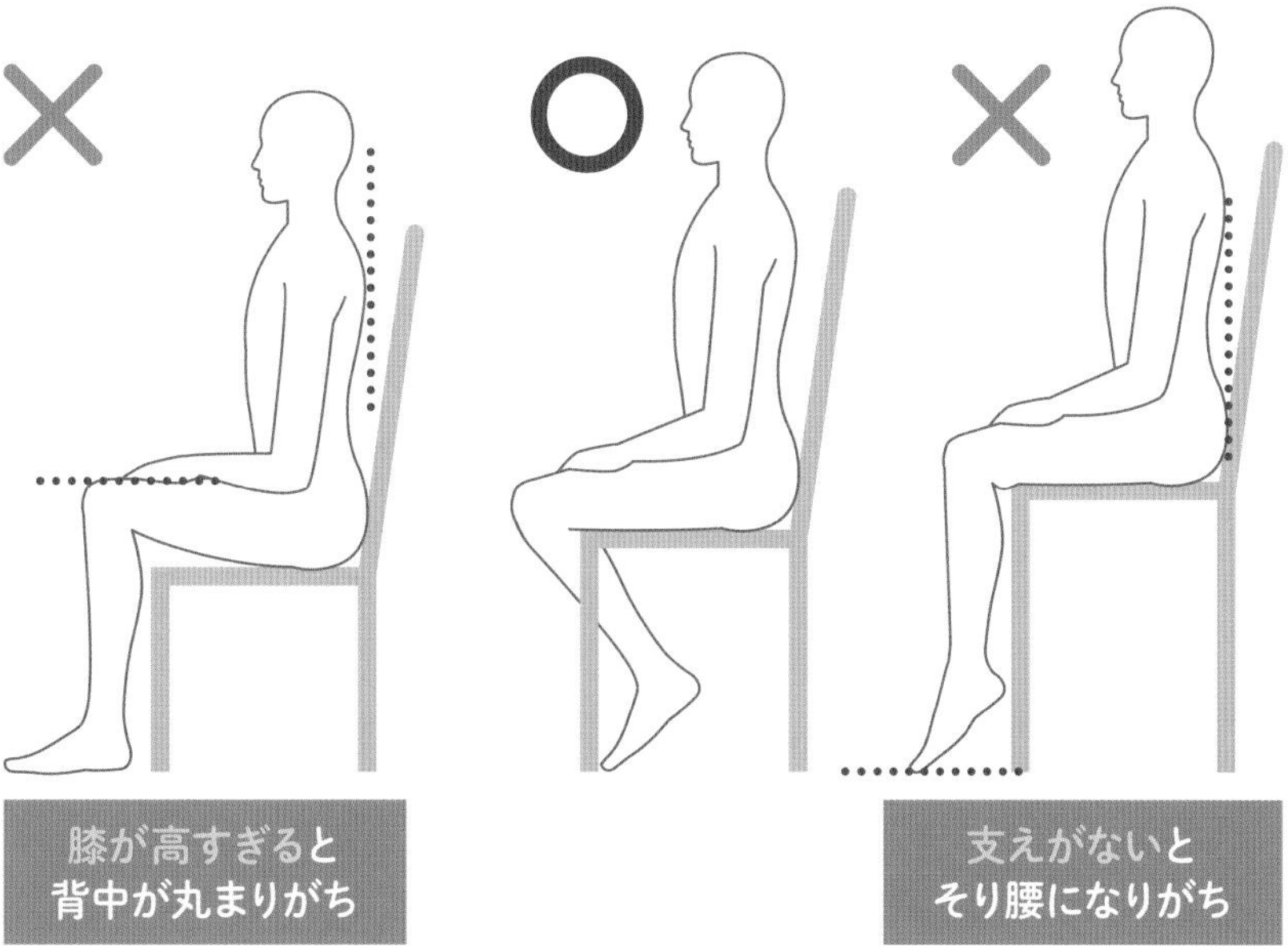
×
○
×
膝が高すぎると
背中が丸まりがち
支えがないと
そり腰になりがち

耳を引っ張って腎臓を鍛え筋肉硬化が起きにくい体質をつくる

これまでもお伝えしてきた通り、人体には無数のツボが存在します。鍼灸などでツボを刺激するほか、足ツボ、指ツボマッサージなどで内臓を刺激してリラックスできます。しかし、耳のマッサージまで行なっている人はあまり多くないかもしれません。足裏のツボと同様に、実は耳にも多くのツボが点在しており、それぞれのツボが重要な臓器に直結しているのです。ですから、耳はぜひ毎日でもマッサージして欲しい部位の1つなのです。特に耳は腎臓とつながっているため、腎臓の機能を活性化させてくれるツボが多くあります。耳が大きく立派な人は、腎臓が強く長生きするとまでいわれています。

東洋医学では、腎臓はまさに人間の一生そのものであり、命そのものであるといわれています。腎臓が機能しなくなったら、人は一生を終えるとすら考えられているほど、重視されている臓器なのです。脊柱管狭窄症と腎臓の関係は、まさに老廃物をためないことで筋肉硬化を防ぐ一点にあります。耳のマッサージの仕方は簡単です。耳を上下、または横に引っ張るだけ。痛くなる直前で、伸ばして気持ちいい程度まで伸ばすとよいでしょう。

耳ツボ

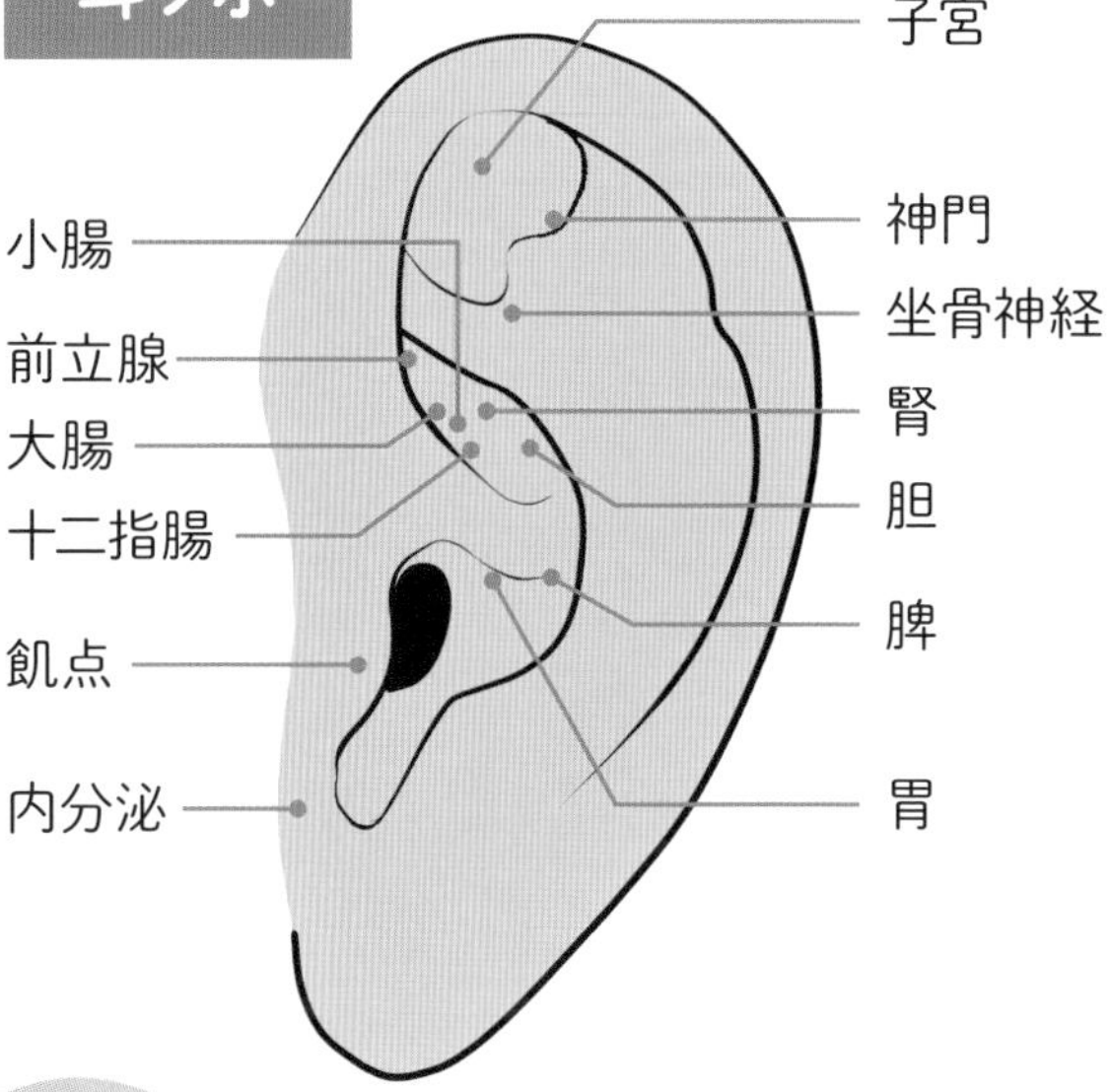

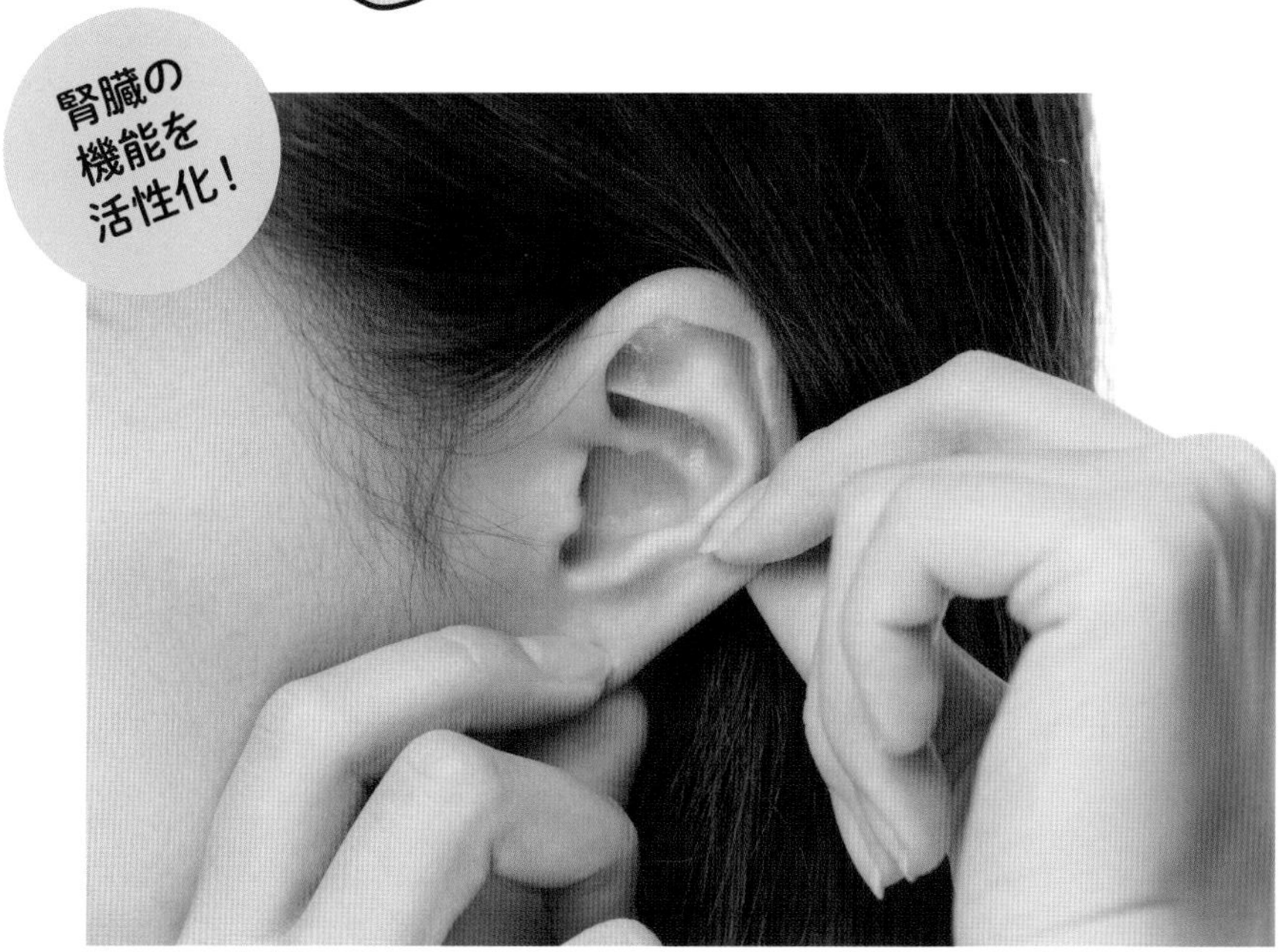

食生活の乱れが腰痛を招く？筋肉硬化のマイナスルーティンを防ぐ

食生活と腰痛は、切っても切れない関係にあると考えられています。すでに述べてある通り、暴飲暴食は筋肉を硬化させるために行なっているようなもの。

食事バランスでも、肉や魚の過剰摂取による、陽性に偏った食生活をしていると、腰痛になりやすいというふうに考えられています。一方で大豆製品や野菜など陰性の食品をこまめに摂取し、陽性と陰性のバランスをうまくとっている人は腰痛になりにくいこともわかっています。

最近では食と健康との関係に関心が高まっており、食生活をしっかりと自己管理している人も少なくはないでしょう。しかし、すべての人がそうだとは限りません。食べたいものをお腹いっぱい食べるということを日々の楽しみにしている人もいます。

確かに好きなものを好きなだけ、お腹いっぱいになるまで食べていると、そのときは幸福感に満たされるかもしれません。

しかし、胃腸の立場からすると、かなりの負担をかけられている迷惑な話。つまり胃腸が疲れやすい食生活をしていることになるのです。

胃腸が疲れると、その影響は背中の筋肉が硬くなるという形であらわれてしまいます。背中が硬くなると腰に悪影響を及ぼし、腰が硬くなることで腰痛へとまっしぐら……。特に中高年にさしかかる人は、食べすぎないように、ぜひ気をつけましょう。

また、メタボリックシンドロームと診断されたり、その予備軍である人は、内臓脂肪が蓄積され、どうしてもお腹が出てしまいがちです。お腹が出ると、バランスを支えるため、どうしてもそり腰になってしまいます。そり腰は、腰痛の痛みを引き出しやすい姿勢であることはすでに述べてきた通りです。食べすぎから派生する腰痛のマイナスルーティンをたどらないような食生活を心がけたいものです。

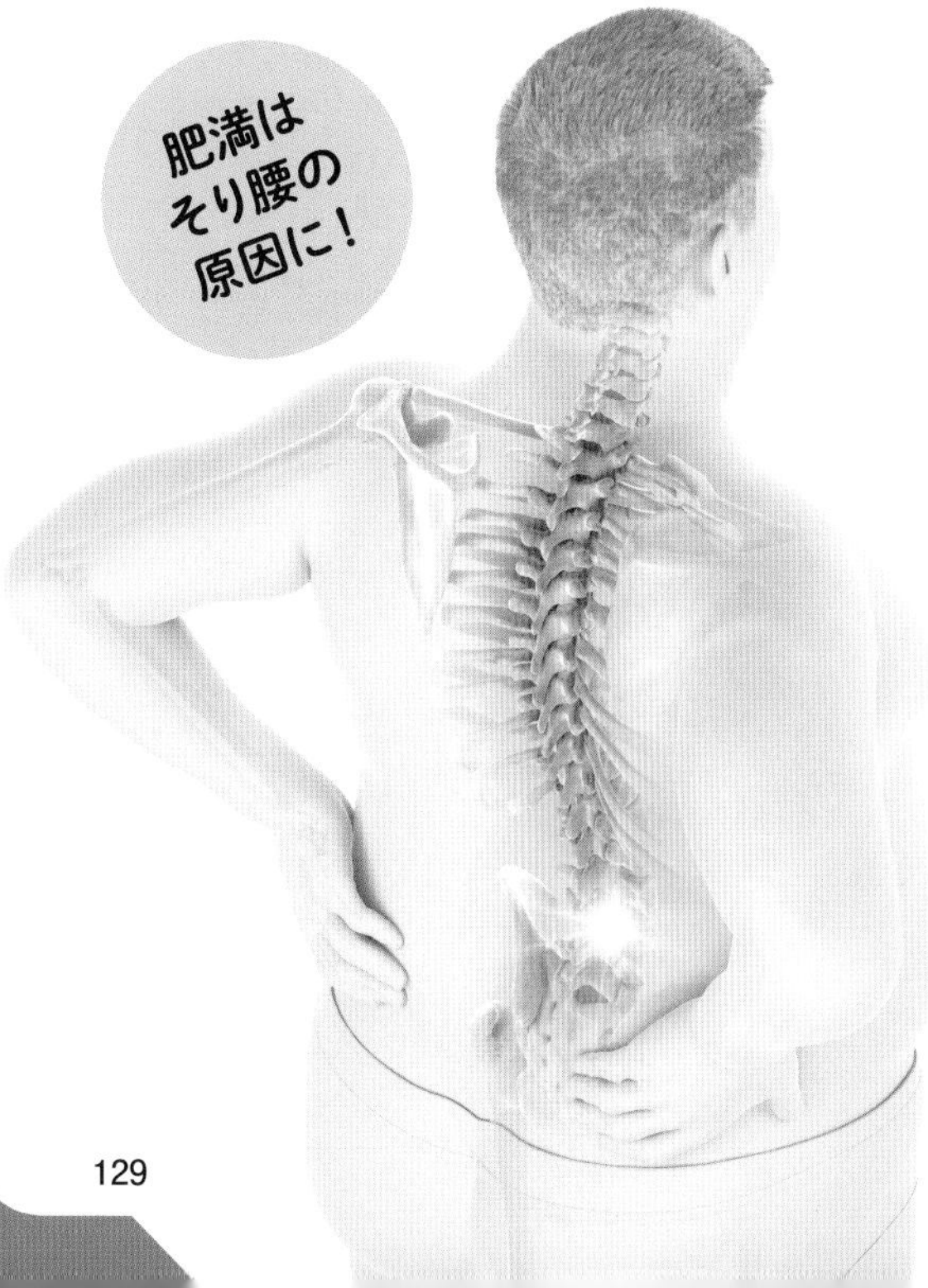

足の組み方を変えたりクッションを椅子に挟むだけで骨盤への負荷が軽減

椅子に座ったとき、無意識で足を組んでしまう人がいます。足を組むという姿勢は骨格をゆがませる原因になりますので、長時間足を組んだままの姿勢でいることは避けたいものです。

純粋に足を組むのをやめればいいのですが、中には癖になってしまっており、気がついたら組んでいたという人もいます。

もし無意識に足を組んでいることに気がついたら、反対側を上に乗せて組むようにするのです。そうすると、だんだんと骨盤の左右バランスがとれてくるようになり、ゆくゆくは足を組まないで楽に座ることもできるようになります。

また女性がよくやる、足を斜めに揃えて座るという座り方も、実は腰によくはありません。これも同様に左右の足の向きを変えて座るように心がけましょう。

長時間椅子に座るときは、背もたれと背中の間にクッションを入れることをおすすめします。すると骨盤が立ち、自然なS字カーブを維持することができます。クッションを入れる場所は腰椎と仙骨のあたり、おおよそ骨盤の一番上のあたりをイメージしましょう。

姿勢の崩れ

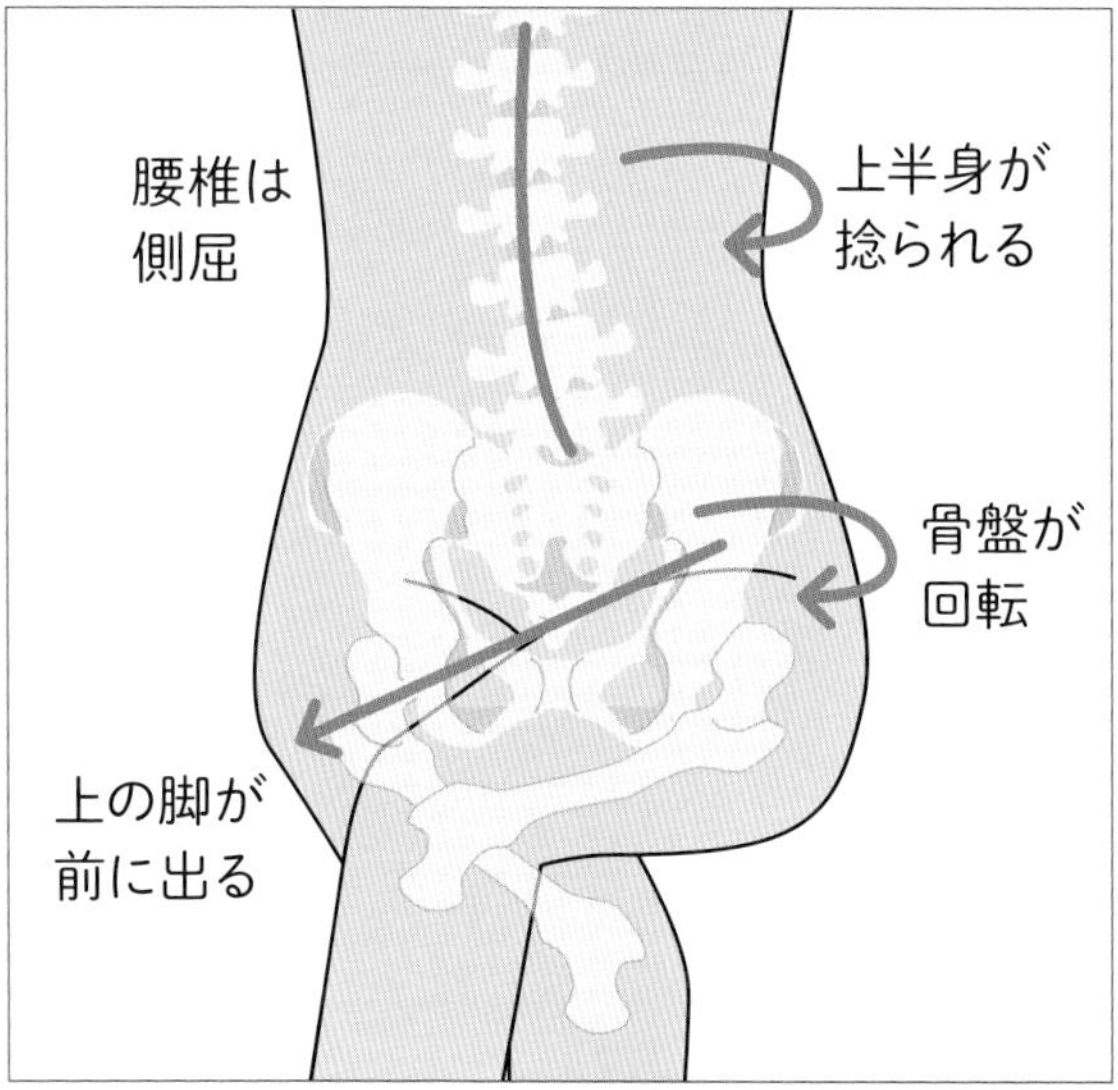

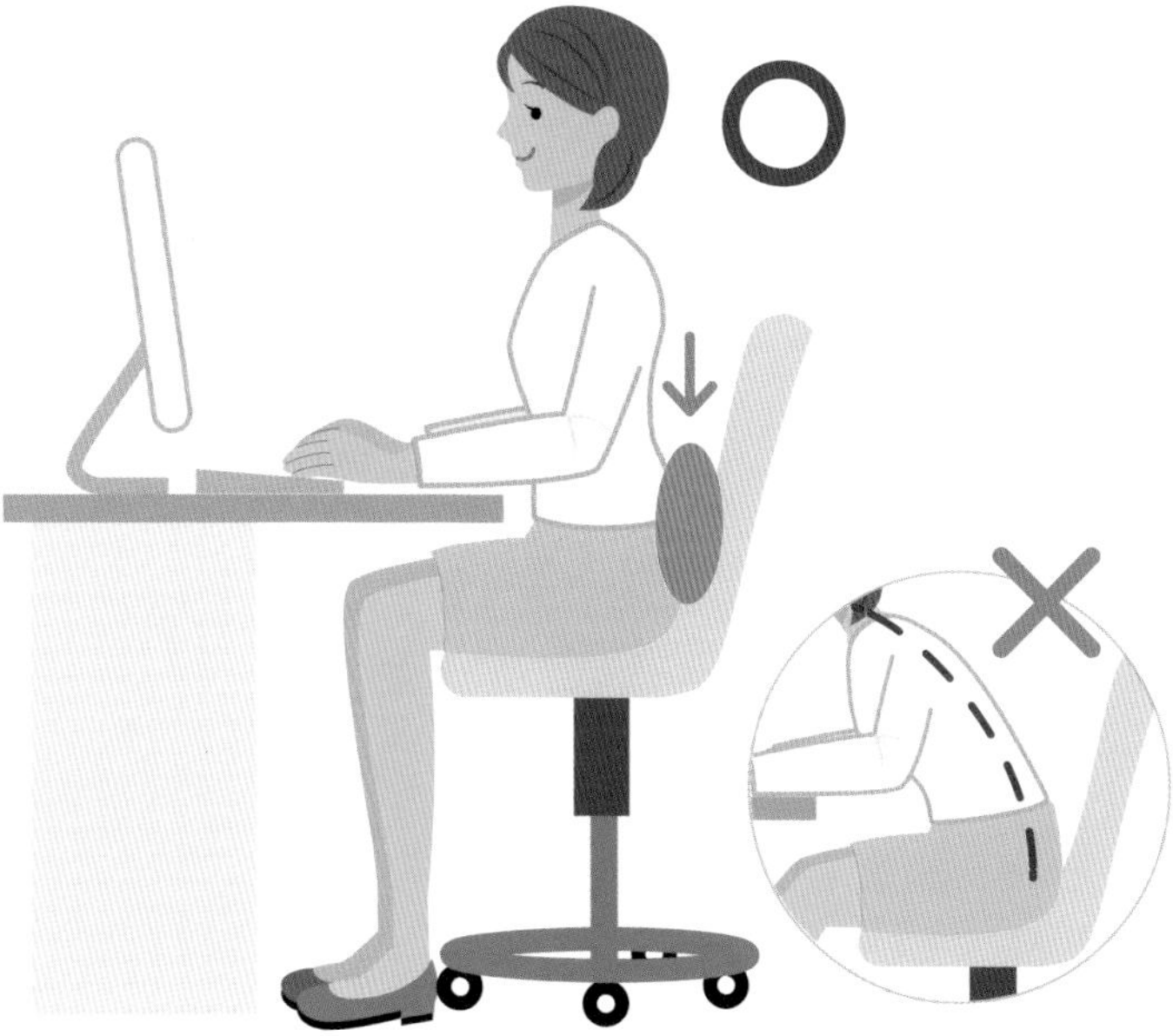

自然回復力を発揮して体や腰の不調を癒していく

背骨や骨盤のゆがみ自体は、病気やケガではありません。しかし、ゆがんでしまったままでいることで、身体のバランスが崩れ、さまざまな器官に負担がかかっていくことによって、病気を引き起こします。

本来人間には、何も頼らなくても、自分で自分の体を治そうとする能力が備わっているものです。例えば、少し風邪を引いてしまったときや不調を感じたとき、またケガをしたときなどは、自然治癒力によって直そうと働きかけていきます。

自然治癒力を最大限発揮するために、ぜひやってもらいたいことは、できるだけ毎日、お風呂でしっかりと体を温めるということ。筋肉の緊張を取り除き、力の抜けた状態でいる時間をつくることです。そうすることで背骨と骨盤がリセットされ、正しい位置に戻ろうと体が勝手に動き出すのです。なお、この状態で眠りにつくと、ストレスを感じることなく質の高い睡眠をとることができますので、腰だけでなく、全身によい影響があるのです。

またストレスを和らげることができれば、いたずらに筋肉が緊張しなくなってきます。常に筋肉本来の弾力性のあるやわらかい状態を取り戻せることになります。当然のことながら筋肉の硬化からくる慢性的な腰の痛みとも無縁になっていくでしょう。

こうした好循環を1日でも早く実感するためには、日々の入浴や睡眠というものを大事にしていくことが大事です。忙しさのあまり、湯船に浸からず数分程度のシャワーだけで入浴を済ませてしまうこともあるかもしれませんが、それが毎日続かないようにしたいものです。

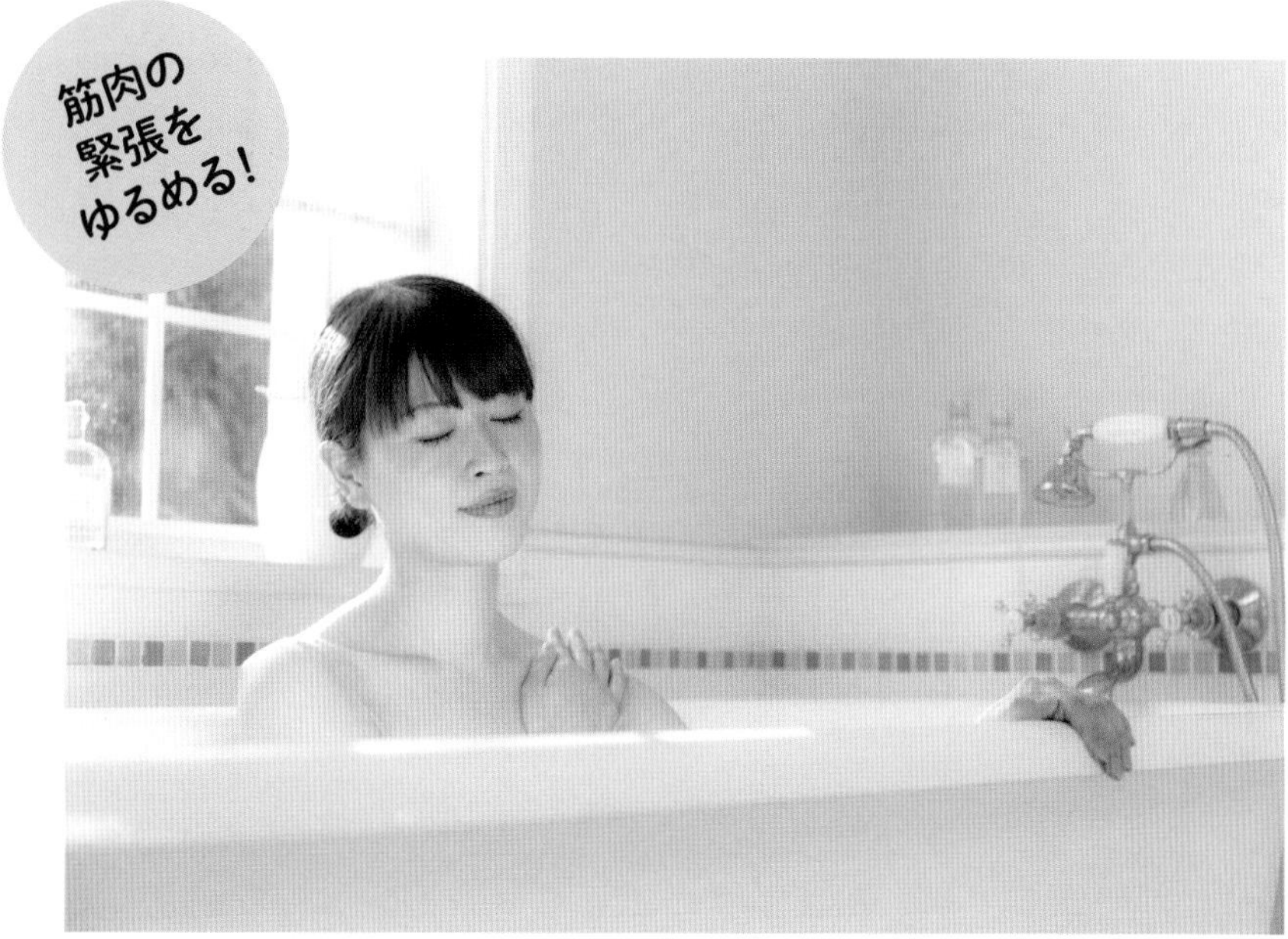

呼吸を大事にゆったり動けるスポーツで筋力をキープする

脊柱管狭窄症を改善させたり、予防するときに、間違った運動をしないように気をつけたいものです。体を適度に動かして筋肉に柔軟性を持たせるという程度であれば問題ありませんが、激しく動かなければいけないスポーツやパワープレイ中心の種目はダメージを増加するので避けるべきです。

特に日本でも愛好者の多いゴルフは、腰痛持ちの人にはおすすめできるスポーツではありません。確かに広いゴルフコースを歩きますのでウオーキングの要素もありますが、一方的な方向への素早いスイングを行いますので、骨格が一方向にゆがんでしまいかねないのです。同時に腰を使うものですのでどうしても患部に負担をかけてしまいます。

ゴルフをやる場合はたまに逆方向にスイングするくらいのケアをしていくほうがよいでしょう。特に毎日練習するような愛好家は、逆側への素振りをクールダウンとして取り入れてもらいたいものです。

スポーツクラブでの激しいトレーニングも考えもの。ベンチプレスなどの負荷の高い筋トレを行う人もいますが、全身に力を入れることになるため、腰に負担がかかり痛みが増加してしまうことがあります。

もっともベストなのは静かにゆったりと動くスポーツです。代表例としてはウオーキングが一番に挙げられるでしょう。

ウオーキングでは、腰痛の原因となる腹筋や背筋の筋力低下を防ぎ、日常的に歩くことで筋肉のこわばりがほぐれていきます。123ページのフォームをもとに正しい姿勢で歩くように心がけるようにしましょう。

また、水泳も脊柱管狭窄症を患う人にはよいスポーツと考えられています。ただし平泳ぎやバタフライは、背中がそってしまうフォームで泳ぐことになるので向いていません。ゆっくりと体をほぐすイメージで泳げる背泳ぎがベストです。

泳がなくても水中でウオーキングをする程度でもよいでしょう。水中には浮力がありますので、より負担が少なくて済みます。しかし体を冷やす可能性もあるので、温水プールを選ぶか、あまり長時間に渡って水の中に浸かることがないようにしましょう。

太極拳も、反動を使うことがなく呼吸を整えながら姿勢よくゆったりとした動きを行えますので、脊柱管狭窄症の患者にも人気があります。

冷湿布と温湿布の違いとは？湿布を使うときに注意すること

腰痛を相談しに整形外科へ行き、脊柱管狭窄症によって引き起こされたものだと診断された場合、湿布薬を処方されることがよくあります。

湿布薬とは略称であり、正式には「経皮吸収型鎮痛消炎貼付剤」といいます。つまりは、「皮膚から吸収される消炎剤を塗ってある痛み止め」ということです。

湿布薬には2種類あります。1つは冷湿布。冷たいと書いてはありますが、貼ったときにひんやりと感じる程度で、冷感を持続させることを目的にしたものではありません。一般的な湿布薬は、この冷湿布のことを指します。

もう1つは温湿布。唐辛子エキスなどを染みこませ、貼った際に温感を感じるものです。温湿布を使うときは、慢性期に入ってからが理想です。痛みが激しく、患部に炎症が起きている急性期には向いていません。ですので、急性期から慢性期にかけては一般的な湿布薬である冷湿布を使うのが主流です。湿布薬は、薬局で購入することもできます。しかし、冷湿布と温湿布の効能をよく理解したうえで、今の痛みと状態を薬剤師に相談して適した湿布薬を選ぶことが大事です。

湿布薬のデメリットとしては、皮膚が弱い人にはかぶれの危険があるということ。配合されている成分によっては、日光にあたることで大変なかぶれを起こすこともあります。湿布を貼っているときだけでなく、湿布をはがした後でも、皮膚の上に残っている薬剤が光に反応してかぶれることもあります。肌が弱い人は、特に医師や薬剤師の指導を受けてから、使用しましょう。

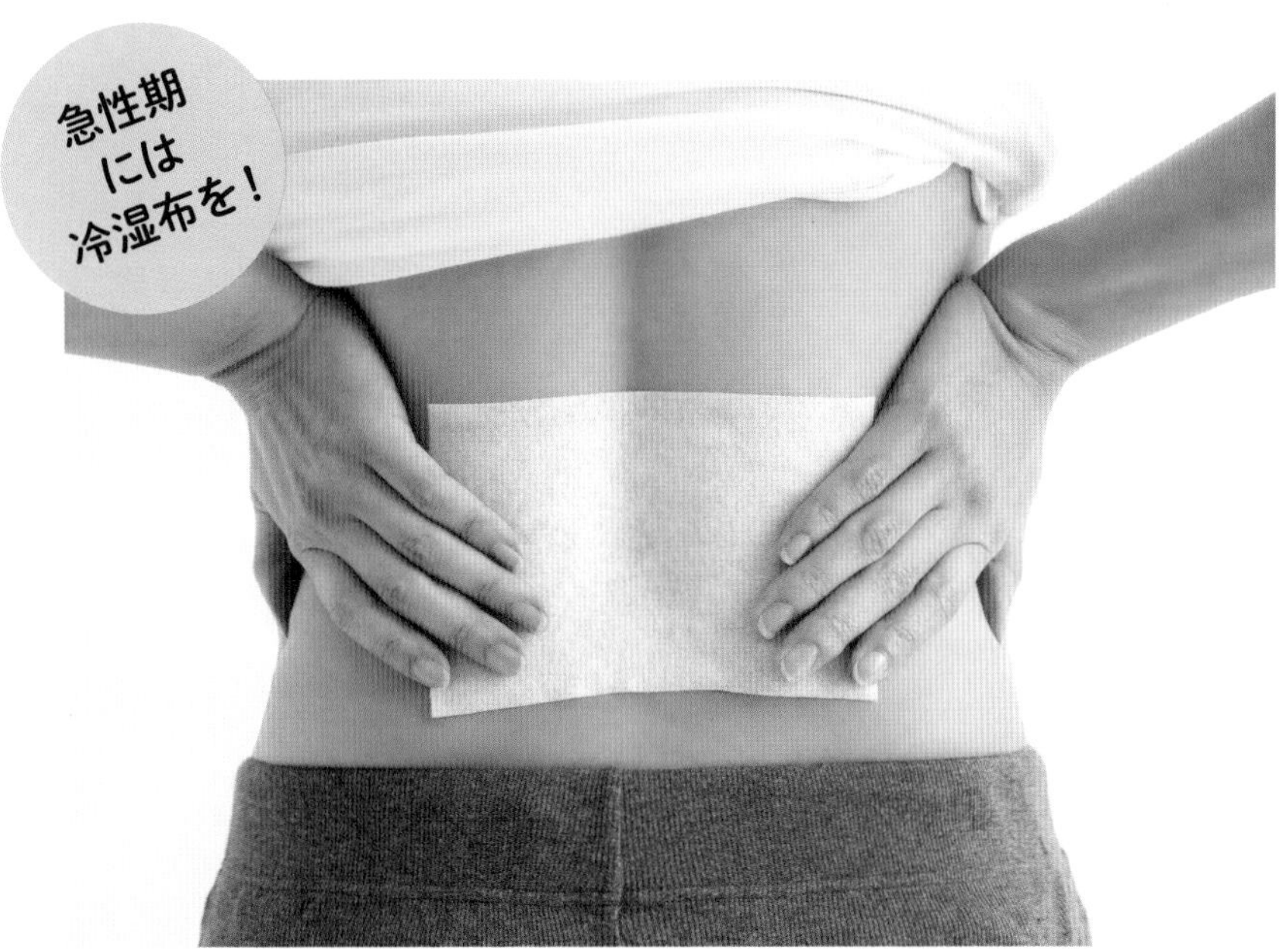

寝る前に腸腰筋をマッサージして上半身と下半身のバランスを整える

脊柱管狭窄症によって腰に痛みが出てきている人に、ぜひ寝る前の時間にやっていただきたいマッサージがあります。

それは腸腰筋をもみほぐすマッサージです。腸腰筋をもみほぐすことによって、上半身と下半身が必要以上に引っ張り合うことを防ぐことができます。

やり方は簡単です。下の図のように、おへその下から足のつけ根の間あたりの4箇所を狙って、しっかりと奥まで指を入れて

寝る前にマッサージ

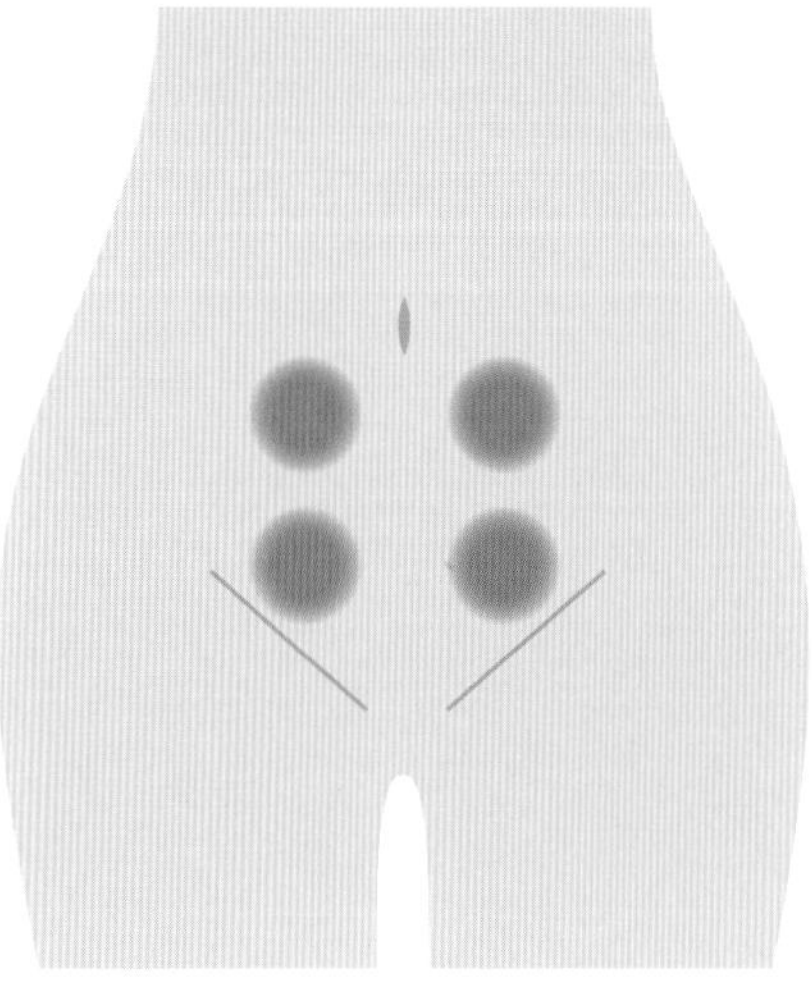

いくようにしましょう。

指を2本ないし3本揃え、片方の手で押しながら、もう一方の手で上からサポートしてあげるような押し方ベストです。

奥深くまで入り「痛気持ちいい」という感覚を持てたら、指の深さをキープしながら、まずは上下左右、次にその場で小さな円を描くようにもみほぐしていきます。

最初はくすぐったさを感じるかもしれませんが、慣れてくると次第に痛気持ちいい感じに変わってきます。

注意したいのは、お腹の筋肉が硬く、指が弾かれるようになり、入らないという場合は、決して無理をせず、入るところまで止めておくとよいでしょう。

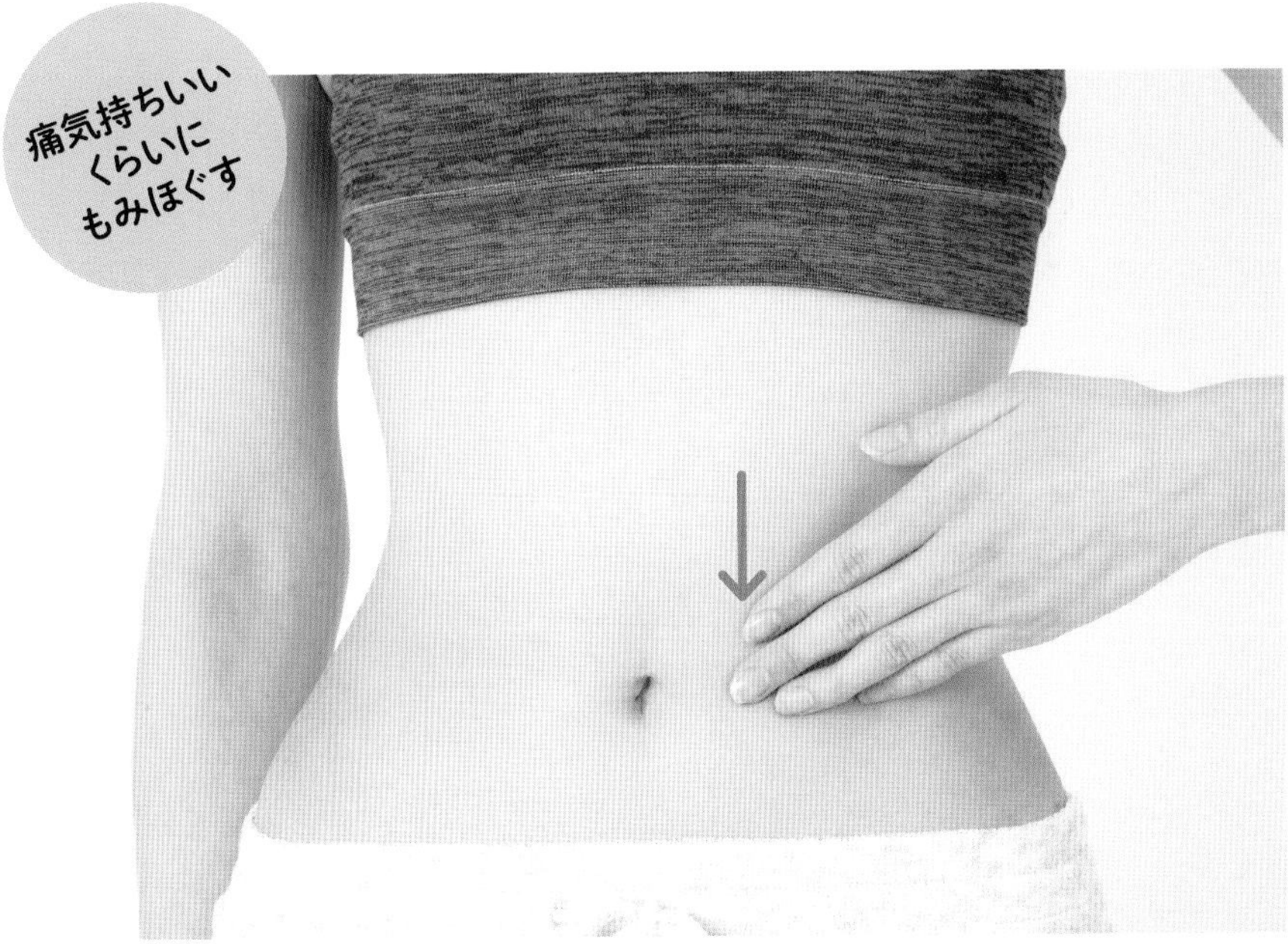

治療院や治療方法の特色を知り自分に合った治療スタイルを見つける

近年、鍼灸、接骨、整体など、体をケアすることができる治療院やサロンが次々と増えています。

せっかく通うのであれば、つらい症状を楽にしてもらい、納得できる治療が受けられるところを選びたいものです。

治療院の選び方のコツとしてはやはり口コミなどの評判を参考にするのがわかりやすいでしょう。また一度受診して体験してみることによって、合う合わないなど、気づけることも多くあります。

人の手でほぐしてもらいたいという場合は柔道整復師や、あん摩指圧マッサージ師のいる接骨院整体などで対応してもらえます。また自然治癒力を高め、痛みを和らげ、身体全体のバランスを整える鍼灸治療も脊柱管狭窄症の患者に適しています。

主な治療院の特色や種類、治療院で受けられる治療についてまとめていますので参考にしてみてください。

接骨院・整骨院

柔道整復師という国家資格を持っている人が開業している治療院。干渉波や低周波、赤外線などを用いた電気治療や指圧、あん摩など行う。骨折や脱臼、捻挫といった急性・亜急性の**外傷は健康保険の対象だが、そのほかは自費診療。**

鍼灸治療院

鍼や灸といった処置をすることができる治療院。はり師、きゅう師という国家資格を持っている人が開業している。治療院によっては指圧やあん摩、整体など合わせて行うこともある。**鍼灸治療は健康保険の対象にはならない。**

エステ・ほぐしサロン

多くの場合は治療というより**リラクゼーションや美容を目的にした施術**を行っている。無資格者が施術をしているところも多くある（原則的にも資格者は指圧やあん摩をやってはいけないとされている）。

整体院

主に**背骨や骨盤、肩甲骨、手足の関節といった骨や骨格のゆがみを整える**治療院。あん摩マッサージ指圧師や柔道整復師などの資格を持つ人がいるところもあるが、資格がなくても施術できるので、特に口コミの評価をチェックしたい。

灸治療

よもぎの葉の裏にある繊維を生成した「もぐさ」を燃やし、**その熱でツボを刺激する治療方法**。多くの場合はもぐさを乗せた小さな「もぐさ筒」を患部に乗せる。草を燃やす際、皮膚にじんわりと熱が伝わっていくが、火傷の心配はない。直に燃やす方法も中にはある。熱によってツボに刺激を加えることで**血行促進や免疫力を上げる**ほか、**筋肉の弛緩を促す**など、さまざまな効果が期待できる治療。

針治療

針治療用の針をツボや硬くなった筋肉に刺す治療。**針の刺激が自律神経や免疫に作用し、血液やリンパの流れを促して自然治癒力を高めていく**。痛みを抑えるための鎮痛効果もわかっており、痛みを緩和する目的として治療初期に受けることが少なくない。日本の治療で使われる針は特殊な方法を使っているため、ほとんど痛みはないが、針治療の元祖である中国の中国針はかなり太く、痛みを伴いやすい。

電気治療

低周波治療、干渉波、マイクロ波、赤外線など、**さまざまな電気刺激によって筋肉に刺激を与える治療方法**。低周波や干渉波による治療は筋肉に吸盤をつけ、弱電流を流すことで筋肉を動かして、**ほぐし効果、痛みの緩和**などを狙う。マイクロ波や赤外線では、患部にあてることで体の深い部分を温めたり、血行を促していく。リハビリ施設のある整形外科でも電気治療を行うこともある。

治療を受ける前に体の状態を伝えよう！

整体やカイロプラクティックの場合

整体やカイロプラクティックに通うときには、必ず腰に痛みがあることを施術者に伝える。整体やカイロプラクティックでは、瞬間的に強い力を加えて背骨や骨盤などを動かす施術もあり、骨がポキポキと鳴ったり、カクンと骨が外れたようになると、爽快感を得られるが、腰に異常がある人にとっては神経を損傷させてしまう可能性もある。施術者が状態を知らずに施術することがないよう、事前に痛みのある箇所を知らせていくようにすること。

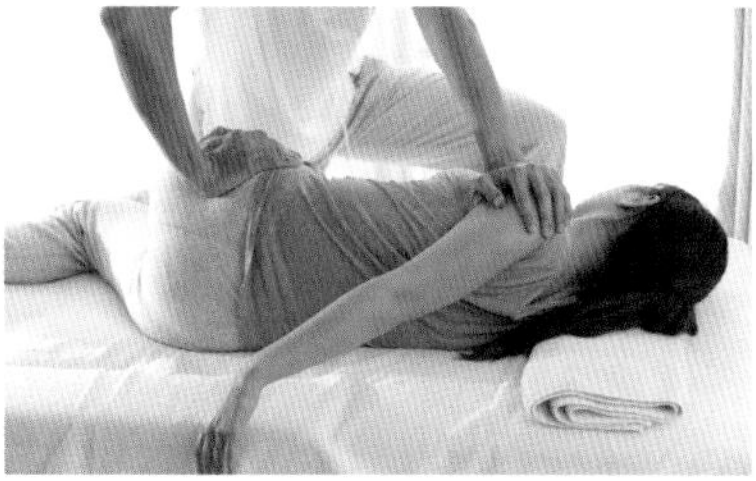

指圧やあん摩の場合

指圧やあん摩の目的は、筋肉をほぐすことで神経の圧迫を取り除き、痛みを和らげること。だが、最初から強い力で指圧を求めるのは絶対にNG。強く指圧したからといって、効くということはなく、筋肉がほぐれやすくなることもない。反対に筋肉が反発し、力と力が押し合うようになるので、余計に固まってしまう原因になりかねない。適度な強さでゆっくりと筋肉をほぐしてもらうことと、やはり事前に自分の状態を伝えておくことが理想。

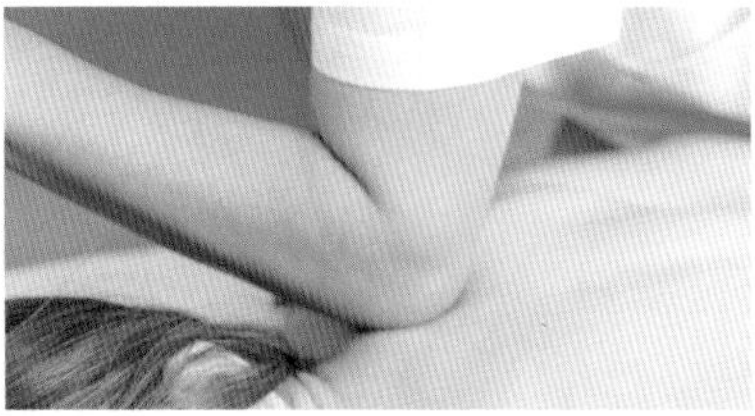

●監修
アスカ鍼灸治療院 院長
福辻鋭記（ふくつじ・としき）
1944年、福井県生まれ。鍼灸師・整体師。日本の鍼灸師として、東洋医学を美容分野に取り入れた第一人者として活躍、多くの患者から信頼を集める。女性誌、健康雑誌といった、テレビ番組などで活躍。著作の累計発行部数は400万部を超える。

アスカ鍼灸治療院
東京都品川区西五反田8-1-2　平森ビル2F
TEL・FAX　03-3779-1528
HP　https://asuka-sinkyu.com

●参考文献

『脱力するだけで脊柱管狭窄症は治せる』福辻鋭記（ガイドワークス）
『「脊柱管狭窄症」が怖くなくなる本 20歳若返る姿勢と生活の習慣』福辻鋭記（講談社）
『たった3分で痛み・しびれが消える! 脊柱管狭窄症』福辻鋭記（ナツメ社）

モデル　マーシー智江（ラサリラヨガ）
デザイン　山﨑裕実華
撮影　シロクマフォート
編集　ナカヤメグミ（スタンダードスタジオ）
構成・文　新田哲嗣
進行　高橋栄造　寺田須美
企画　荒牧義人

専門医が薦める健康法シリーズ
自力で脊柱管狭窄症を改善させる運動
2020年12月1日　初版第1刷発行

監　修　福辻鋭記
編集人　高橋栄造
発行者　廣瀬和二
発行所　辰巳出版株式会社
〒160-0022
東京都新宿区新宿2-15-14 辰巳ビル
TEL 03-5360-8960（編集部）
TEL 03-5360-8064（販売部）
FAX 03-5360-8951（販売部）
http://www.TG-NET.co.jp
印刷所　三共グラフィック株式会社
製本所　株式会社セイコーバインダリー

ISBN978-4-7778-2699-5　C0077